内海 健
Utsumi Takeshi

筑摩選書

さまよえる自己

ポストモダンの精神病理

さまよえる自己　目次

さまよえる自己

ポストモダンの精神病理

＊

各章扉裏のエピグラフの翻訳は、すべて著者（内海健）による。

はじめに

今、私のなかでは、俗に「心」と呼ばれる情景が拓《ひら》かれている。今にかぎらず、たえまなくそれは繰り広げられている。そしてこの心なるものの舞台となっているのが「意識」である。意識は自明なものであり、普段はそれと意識されることはない。スクリーンのようなものといえばよいのだろうか。それ自体は姿を現さない。だがこの透明なベールとおぼしきものには、ある「裂開＝ラプチャー」(rupture) が、深く刻み込まれている。

生命の歴史を振り返るとき、われわれ人類が途轍もない隘路《あいろ》をくぐりぬけてきたものであることに気づかされ、背筋に冷たいものが走ることがある。猿人から原人をへて現世人にいたる道筋には、累々たる種の屍《しかばね》が横たわっている。その間にどれ一つとして生き残った種はいない。こうした尖兵《せんぺい》たちの模索の果てに、ホモ・サピエンスという出口が見出されたのである。しかしそこに至る行程は、より適応的な種を生み出すための試行錯誤だったのだろうか。どうもそうではなさそうである。

進化の系統樹をみると、その流れは途中で大きく二つに枝分かれしている。一方は節足動物、他方は脊椎動物へと至る道である。ベルクソンは、エラン・ヴィタール（生のはずみ）に含まれている本能と知性が、そこで分岐したのだとしている。生命というものが、はずみを内包しつつも、自然と調和した円環を結ぶものだとするなら、生の本流は節足動物へと向かう分肢にあるというべきだろう。その頂点にある昆虫こそが、生物として、あるいは神の被造物としての完成品である。

他方の脊椎動物の分肢においては、「はずみ」は生自身をも逸脱するポテンシャルをはらみながら進展し、最終段階において、ついにそれを大きく踏み外す挙措にでた。自然との調和を結ぶのではなく、むしろ不調和へと迷い込む中で、血路を開くことに成功してしまったのである。ここに生物としての奇形種である人間が誕生した。

地球物理学者松井孝典は、人間が動物として生息した場合、地球上で生息可能な数はせいぜい五千万頭だろうと試算している。この場合、「動物として」というのは、チンパンジー程度の知恵しか使わないという意味である。それであれば、むしろ生息は困難であり、早晩絶滅せざるを得なかったのではないだろうか。

あらためて裸の人間をながめてみるなら、そもそもこれほどおかしな生き物もない。体毛は落ち、傷つきやすい肌が剝き出しとなり、唇はめくれ上がり、粘膜が露出している。膨大な量のエネルギーを産出するのに合わせて汗腺が発達し、一日に多量の水を補給しなければならない。わざわざ重力に逆らって、大きな頭を上に掲げ、ひょこひょことあやうい歩行をしながら移動している。

そして最も奇形的な逸脱をしたのは脳である。この腫瘍まがいの臓器が、人間をして、生命を含めた自然から離陸させたのである。

それまでの生命史では、身体の暴走はもっぱら性や抗争にかかわる部分で起きてきた。そして大抵は絶滅への道をたどった。たとえば角や牙が過度に大きくなったオオツノジカやサーベルタイガーなどである。もちろんすべてが絶滅したわけではなく、孔雀《くじゃく》のような例外もある。これらは暴走とはいえ、異性を獲得するという生にそった流れの中で起きたものである。では脳はどうなのだろうか。

脳科学の隆盛によって、かつてこの臓器にまとわりついていた漠たるスティグマ（負の烙印）は洗い落とされた。それはそれで意義のあることだろう。かつては「脳の病気」というフレーズが、すでにして社会的死の宣告であった。今や臨床の現場では、「脳」という言葉は実に気軽に使われるようになり、必ずしも患者を不安に陥れるものではなくなった。むしろ病のありかが特定されて、安心することもまれではない。

しかし「脳がわかればすべてがわかる」、「脳ってすばらしい」などといったたぐいの単細胞的な発言が横行する中で、この奇形的な臓器がその宿主である人間に対してもっている禍々《まがまが》しさまでもが忘れられようとしている。

脳は大食漢である。わずか一・五kgにみたぬ臓器が、全体のエネルギー源の五分の一を消費する。しかもグルコース以外は受け付けないという偏食漢である。そして惰眠をむさぼる。単に長い時間を要するだけでなく、あられもない姿態を曝け出す。レム睡眠を時間の片隅に追いやって新しく開発されたノン・レム睡眠は、おそらく巨大化した脳を休めるためのものであり、深い眠りに人をいざなう。外敵に襲われればひとたまりもなく、どのような豪傑も寝首をかかれる危険を免れない。

さらに問題は、そのボリューム自体にある。巨大化し、行き場を失った頭をどうすればよいのか。ここで生き延びるために、人類はとんでもない挙措にでた。つまりは二足歩行である。もてあました頭を、あろうことか、てっぺんに掲げたのである。脳の巨大化と二足歩行、この二つはともにそれだけで、途轍もなく自然から離反している。それを二つ掛け合わせるという、破れかぶれの、ほとんど暴挙といってもよいものが、たまさか新しい舞台を切り拓いてしまったのである。

こうした人間の反自然性は、生命の最も根幹の部分に重大な影響を与えることになった。直立することにより、骨盤が狭くなったのである。大きな脳に狭い骨盤腔、この取り合わせが生命の連鎖に致命的な影響を与えることはすぐにわかるだろう。お産が大変になったのである。難産は人類にとって、自然に反して生き延びたことに対する対価であり、同時に、それ自体が生き延びることを危険にさらすものだった。そして今なお、大きな関門として立ちはだかっている。

幸運にして無事に産道を通過したあとにも、まだまだ多くの困難が待ち受けている。赤子は、およそ他の動物では考えられないほどの未成熟な状態で生まれ落ちる。いわゆる「早生」と呼ばれるものであり、早く世に出すぎたのである。

もっと長い時間をかけて母の胎内で育まれるべきだったのであるが、そうもいかない事情がある。ぐずぐずしていると、頭がさらに大きくなり、外に出られなくなってしまうのだ。どれくらい早すぎるのか。オランウータンの赤子と同じレベルに達するのは、生後九カ月くらいといわれている。まさに行程半ばで産み落とされてしまうのである。

生まれ落ちた赤子が自分の命をつなぐために出来ることといえば、呼吸と、そして泣くことぐらいである。脳がコントロールできるのは、せいぜいこれくらいの領域にとどまる。移動もできなければ、哺食もできない。このまったくの無力（helplessness）が、人間の生の一番初めに刻み込まれている。子宮内の生が、かつて信じられたほど満ち足りたものではないにしても、出生はまどろみからの覚醒であり、目に見える最初の「裂開＝ラプチャー」である。

ではどこへ覚醒するのか？　この覚醒の道行はどこに至るのだろうか？

そこに見出されるのが、まさに「自己」と呼ばれるものである。それは意識の系統発生が最終局面で産み落としたものであり、みずからを叩き起こした裂開の傷をそれ自身の中に携えている。

自己とは創発されたものであり、脳の中の幽霊のごときものである。それはあたかも、種の起源に存在する不調和、壊乱、逸脱を、一点で束ねるかのごときものとして呼び起こされた。巨大な脳のうごめき、流動してやまない事象の流れの中に、それ自体は何ら実体もなく意味もないものが、鎮座することになったのである。

今、この自己は大きな岐路に立たされている。それが最もまぶしく、かつ危険をはらんだものだった時期はすでに過ぎ去った。それは系統発生的には近代（モダン）であり、個体発生的には青年期であった。だが、近代はほぼ終焉し、それとともに青年期もその役割を終えた。自己は自明性のまどろみの中に沈もうとしている。

では、自己はどこへ向かおうとしているのか。このままどろみこんでしまうのか。それとも新たに覚醒するのだろうか。もしそうだとするなら、どこへ目覚めるのか。

この大いなる地殻変動の胎動はすでに始まっている。それがどのようなものとなるかを見届けるために、これから八つの章を通して、自己がいかなる成り立ちの過程をへて今に至るものであるのかをみていくことにしよう。その行程は、人類の誕生にもまして、危険に満ち、逸脱の可能性をはらむものとして、われわれの前に立ち現れるだろう。

第一章

〇・五秒の闇——いかにして意識は立ち上がるのか

わたくしといふ現象は
仮定された有機交流電燈の
ひとつの青い照明です
(あらゆる透明な幽霊の複合体)
風景やみんなといつしよに
せはしくせはしく明滅しながら
いかにもたしかにともりつづける
因果交流電燈の
ひとつの青い照明です

(宮沢賢治『春と修羅』――序)

心、あるいは意識という舞台装置がいったんゆるぎなく作り上げられると、それがどのように生み出されたかについて、われわれは忘れてしまう。というより忘れることが、心や意識が成り立つための条件なのだろう。

それゆえその起源に遡るための手掛かりには乏しい。しかし、ないというわけではない。たとえば夢というものがある。夢の中では、心が切り出された際にできた傷痕が刺激されることがある。この耐えがたいほどにリアルな夢は、それをみた者をまどろみからたたき起こし、現実の中へと追い返す。あるいは無意識の中に秘匿《ひとく》されているもの、たとえばエディプス・コンプレックスが明るみに出される時、それはわれわれが個となるためにどのような対価が支払われなければならなかったかを物語る。

では科学の領域ではどうなのだろうか。実のところ、心が創発された際のラプチャー（裂開）の痕跡らしきものが、すでに数十年前に、ベンジャミン・リベット（一九一六―二〇〇七）という脳科学者によって発見されていたようなのである。しかしその実験結果は、通俗科学にとっては到底受け入れがたいものであり、長らく日の目を見ぬまま、なかば黙殺されていた。加えて、リベットの行った実験には、脳外科手術中の患者に協力してもらうようなものまで含まれており、倫理的観点から再試行が難しいという事情もあった。

だが、発見は葬り去られることなくしぶとく生き残り、技術の進歩による再試や、他の脳科学的所見からの裏付けによって、現在ではほぼ確定された所見となりつつある。問題はその解釈である。

ベンジャミン・リベットの実験

リベットの実験と呼ばれるものは、二つの系統にわけられる。一つは知覚に関するもの、いまひとつは意志の発動に関するものである。以下に簡単に解説しておこう。

前者は、身体の末梢部位（たとえば手首など）に感覚刺激を与え、それに対応する大脳皮質の体性感覚野での誘発電位を計測する。被検者の前には二・五秒で一周するオシロスコープの時計が置かれている。そしてどの時点で刺激を感じたかを、被検者に後から報告させるものである。

実験結果は次のようなものだった。刺激が知覚という体験になるためには、〇・五秒の誘発電位、つまりは脳の処理過程が必要であった。この誘発電位をキャンセルすると知覚は起きないのである。

これだけでも途轍もない所見であるが、さらに驚くべきことが見出された。被検者が刺激を知覚したと報告するのは、刺激直後の時点だったのである。〇・五秒の処理過程が遡行され、あたかも遅れがなかったかのように、被検者には体験されていたのである。

後者は、被検者にシンプルな動作（たとえば指や手首を曲げるなど）をできるかぎり自発的にしてもらう課題を与え、それを反映する脳の電気活動を頭皮上で計測するものである。被検者は、前の実験と同じように、オシロスコープの時計に基づいて、どの時点で意志をもったか、後から報告するように求められる。手には筋電図計の電極が装着されており、動きが探知される。
実験の結果、運動を開始しようと意志したと報告された時点よりも〇・三五秒前に、脳は活動を始めていたことが明らかになった。すでに運動領野に電位の変化が起きていたのである。

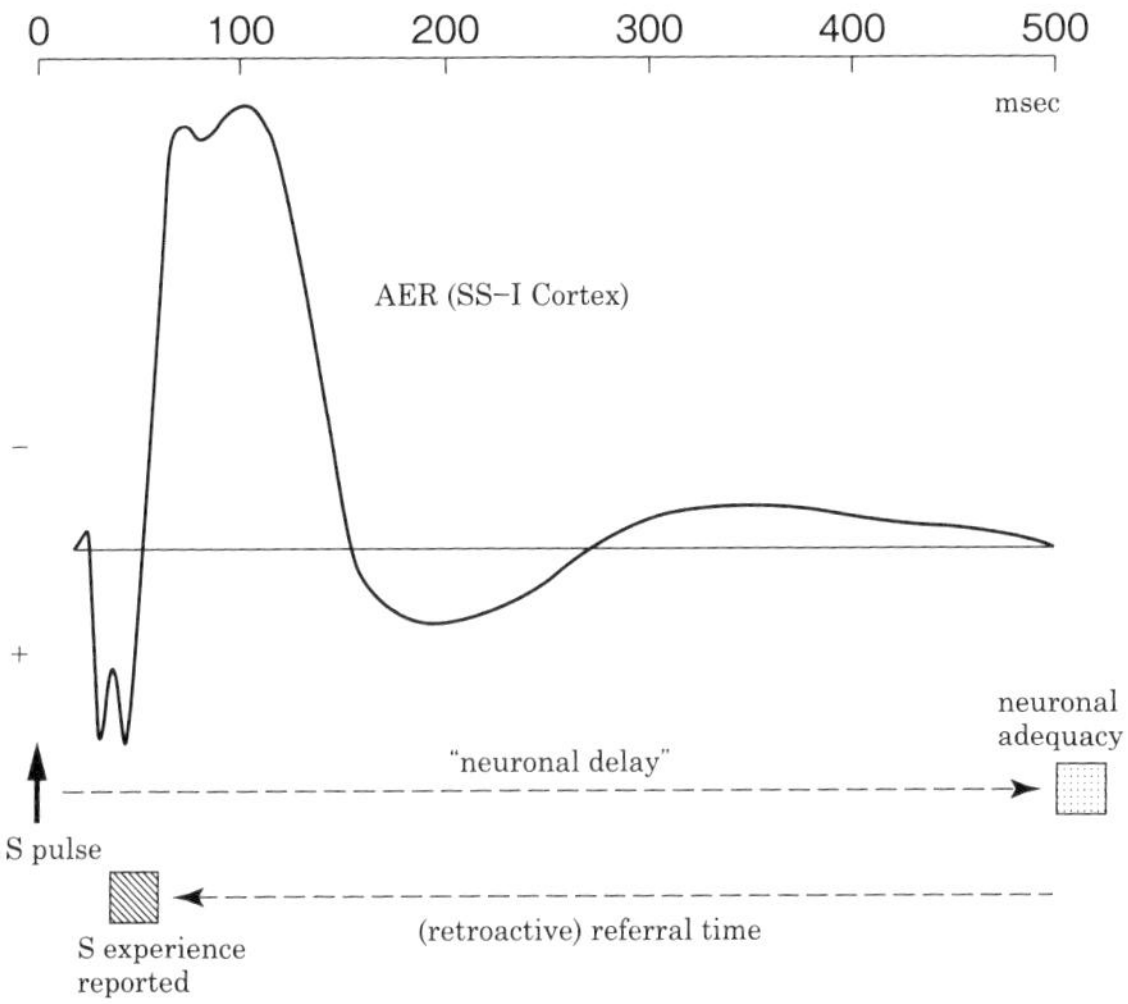

(Libet B: *Mind Time—The Temporal Factor in Consciousness*. Harvard University Press, Cambridge and London, 2004)

左下の矢印（S pulse）は、被検者の手の皮膚に与えられた刺激を示す。AER は、その刺激によって、大脳の対応する感覚野に誘発された電位であり、刺激直後に始まり、約 0.5 秒（500msec）持続することが示されている。この 0.5 秒の遅延（脳の処理過程）がなければ、刺激は被検者の意識に上らないことは、別の実験で確認されている。それにもかかわらず、後からどの時点で刺激を意識したかと聞かれると、被検者はこの 0.5 秒を繰り上げて、ほぼ誘発電位が始まった時点（S experience reported）で感じたと報告する。

図１　知覚についてのリベットの実験

二つの実験のうち、前者は一九六〇年代、後者は一九八〇年代に見出された。数値は若干異なるが、われわれに驚きをもたらした遅延の時間は近似している。それをここではおおまかに〈〇・五秒〉と括っておこう。

この〇・五秒に対してリベット自身の下した解釈はナイーヴなものであり、ここであらためて触れるにはおよばない。それに限らず、リベットをめぐる数多の議論には、まだそれが突き付けている過激な問題が見落とされたままのような気がする。「脳」であるとか、「実験」といったことにたじろいで、十分考え抜かれていないのではないだろうか。心脳問題の暗礁がいたるところに取り残されたままである。以下に〇・五秒の謎に迫ってみよう。

意志は脳を動かせるか

まず、意志の発動に関する実験から検討してみよう。これがセンセーショナルに取り上げられるのは、意志に先駆けて脳がすでに起動しており、その結果、人間の自由意志が否定されてしまったようにみえることにある。われわれが自分の意志だと思っていたものは、それに先行する脳の活動に誘発されたものに過ぎないのだというわけである。しかし本当にそうなのだろうか。

われわれには、意志とは行為に先行するものだという思い込みがある。意志をして、しかるのちに意志されたことが始まるのだというわけである。どこにもおかしなところはなさそうである。だが、もしそうだとするなら、おなじみのアポリア（袋小路）を引っ張り込んでしまうことにならないだろうか。

かりにリベットの実験で、意志の発動のあとに脳の活動が起動したという結果が出ていたならば、人々は安心するのだろうか。むしろその時こそやっかいな問題に立ち会うことにはならないだろうか。つまり、いかにして心的なものが物理的なものを引き起こすのかという問題である。

われわれは意志をもって念じれば、神経細胞を発火させることができるのだろうか。実際、そう考える神経学者もいる。たとえばノーベル賞受賞者であるエックルス（一九〇三―九七）は、意志は脳のある部位を通して働きかけるのだと真剣に考えている。まるでデカルトの松果体説を髣髴《ほうふつ》させるような議論である（松果体は脳内の奥深くにある内分泌腺。デカルトはここで精神と物質が相互作用すると考えた）。

これと逆方向の問題に突き当たった人がいる。脳神経外科医ペンフィールド（一八九一―一九七六）は、手術中の患者の脳に電気刺激を与えて、どのような感覚が生じるのか、どのような運動が引き起こされるのかを調べ上げ、脳のマップを作成した。当時としては革命的な業績である。しかし当のペンフィールドは、何ゆえ電気刺激のような物理的なものが、感覚という心的事象を生み出すのかという問題に悩まされていたのである。

リベットの実験結果も、脳の電気活動が人間の意志に先行するという点において、方向性は同じである。さらにそこでは、要素的な感覚や運動ではなく、自由意志という心の最高機関とされるものまでが、物理的な基盤をもつらしいことが示されている。もしそうだとするなら、還元主義の完全な勝利のようにみえる。

しかしペンフィールドの困惑が解消されたわけではない。それどころか、そっくりそのまま残っている。電気活動をいくら眺めても、意志はみえてこない。意志と呼ばれる主観的な事象があって、はじめてその電気活動に意義が与えられるのである。それがなければ、単なる無機的な物理事象に過ぎない。この関係はしっかり押さえておく必要がある。

こうしてわれわれは心脳問題というおなじみの暗礁に乗り上げることになる。「クオリア」などをもちだしても、事情は同じである。それはリニューアルされたホムンクルス問題に過ぎない。脳の中に意志したり知覚したりする小人（ホムンクルス）を持ち込むことはまぬがれないのである。

自由意志は可能なのか

このアポリアから脱出するために、リベットの実験にまつわる設定をもう一度検討してみよう。とりわけ自明なものとして見逃されがちなものを吟味する必要がある。その際、私がまず目をつけるのは、「自由意志」という概念である。啓蒙理性の時代が終わってもなお、われわれはこの用語に、何か理念的なもの、あるいは特権的なものを投影しがちである。

具体的にリベットの実験状況をイメージしてみよう。できればシミュレーションしてみてほしい。まず、指ないしは手首をできるかぎり自発的に曲げよという指示が与えられる。被検者はいったん間をおいて、課題に取り組む準備をする。そして、いよいよ求められた運動を始めるのである。実際のところ、これはかなり被検者を困惑させるものだったらしい。

その困惑の淵源は、「自発的」という要請にある。自発的というかぎり、それは「ふと」始めなければならない。自発的である以上、意志は他の何ものかによって影響されたものであってはならないからである。他方、被検者はみずから意志するのである。それゆえこの「ふと」は自分の「ふと」でなければならない。

なにやら禅問答を仕掛けられたような状況である。ここでは「自発的」に含まれている「おのずから」と「みずから」が相克している。被検者は、自分の意図でもって、しかし不意に始めなければならない。不意に始めなければならないのではあるが、自分が意志したのだと自覚できるほどの「はずみ」がなければならない。ではこのはずみはどこからくるのだろうか。

いよいよ課題を遂行するにあたって、われわれは心の中で、たとえば「さあ」であるとか「それ」などと掛け声を発して始めるかもしれない。この掛け声があまりにも小さければ、自分の意志を感じ取ることはできなくなってしまう。だが、このはずみの瞬間に、自分はそこに居合わせ、それをコントロールしているのだろうか。もしそうなら、それははずみにならないのではないだろうか。たとえば「さあ」の「さ」の時点で、自分の意志を感じ取ることができるだろうか。「さあ」が完結して、はじめて意志となるのではないだろうか。

リベットの実験では、被検者には十分な時間的余裕が与えられ、環境からの刺激も最小限にとどめられている。意志をできるだけ純化したものに近付けるための設定である。しかし皮肉なことに、「自由に始めよ」と求められれば求められるほど、意志の発動は窮屈になる。それは、下ろし立てのシミ一つない純白な画布を差し出され、好きなように筆を振るえと言われたときの困惑に似ている。

もし純粋な自由意志なるものがあるとすれば、ほとんど狂気に近い。これは決して誇張ではない。何のバックグラウンドもなく、何によっても動機付けられず、あらたに、そして忽然と何かを開始することを想像してみるとよい。文脈と無関係に、動機もなく、いきなり行為することができるだろうか。もしできたとして、その時、自分が意図したことだと実感できるだろうか。ためしに唐突に何かの挙動をしでかしてみれば、その奇妙さが身にしみてわかるだろう。

「純粋な意志」というパラドックス

この純粋意志のパラドックスとでもいうべきものは、かつてカントが自由というものを考えたときに、彼をたじろがせたものだった。カントの自由とは、やりたいことをやるというようなもの、つまりは「ほしいまま」ということからは程遠い。むしろ真逆である。

ほしいままとは、欲求という自然に流された、他律的な行為に他ならない。自由とはそのようなものではなく、他なるものによって影響されていないことである。言い換えれば、動機づけられていないものである。それでもなお残るものをカントは自由と呼んだ。自由とはみずから始める力であり、因果連鎖の中にはない。おそらく彼は、ここにスキゾフレニック（統合失調症的）な狂気をのぞき込んだにちがいない。

通常の場合には、意志といってもそれは何かに対する応答なのである。他者に求められたにせよ、内的な欲求に突き動かされたにせよ、崇高な目標によるものにせよ、損得勘定に基づくものであるにせよ、いずれにしても何かに呼びかけられて意志は発動する。一定の精神の健全さのもとにあれば、人は自分が置かれた状況の中で、状況に応答して意志をもつのである。

リベットの実験では、人工的な環境下で、意志をできるだけ純粋なものに近づける工夫がなされている。動きも単純なものであり、自発的な意志が現れるための十分な時間的余裕を与えている。しかし、被検者の行為は、検査者の教示への応答である。たとえできるかぎり自発性を許容したものであっても、教示という他者から自分へと向けられた志向性は打ち消すことができない。このように、意志が一瞬たち遅れるのは、それが呼びかけに対する反応であることによるのではないだろうか。つまり他者へ応答するために必要な間合いということである。ただし、それが〇・五秒という現象界の時間と直ちに同一視できるかについては、ここではまだ留保しておく。

ところで、意志の実験に先立つリベットのもう一つの実験は、〇・五秒の遅れというものが、実は意識に内在したものであるということを示すという、さらにラディカルな問題を突きつけていたのである。

意識は立ち遅れている

知覚についてのリベットの実験結果はあまりにも衝撃的なものであり、「ありえない」と否認した脳科学者や哲学者もいた。しかもそのありえなさそうなことが一つではなく、二つ重なっている。

一つは、末梢の刺激が意識に上るまでに、〇・五秒もの脳の処理過程が必要であることであり、いま一つは、その遅れたはずの意識が、最初から知覚していたかのように報告し、結果的に遅れが取り戻されていることである。

はじめに、〇・五秒もの処理過程が必要であることについて考えてみよう。これはべらぼうに長い時間である（刺激された身体の部位から大脳皮質への神経伝達はほとんど瞬時であり、無視して差し支えない）。たとえば時速四〇㎞で運転している時、五ｍ先に自転車が飛び出してきたとする。もしそれに気づいてからブレーキを踏んだのでは、間に合わない。それどころか踏む前にすでに轢いてしまっている。

あるいはピッチャーが一五〇㎞／hrの速球を投げたとしたら、〇・四秒後にボールはキャッチャーミットに収まっている。バッターが意識してからスウィングするのであれば、ストライクさえ入れれば、たとえ相手がイチローでも、簡単に三振を取れることになる。同様に、全盛期のモハメド・アリにパンチをあてることもできるだろう。

この〇・五秒の遅延の意味するところを素直に受け取るなら、われわれは逐一意識しながら行動していては、生存すら危ぶまれるということである。意識は横断面のみならず縦断面においても、全能ではない。横断面とは意識が氷山の一角にたとえられることである。たとえばわれわれが歩いている時には、筋肉の動きをすべてモニターしたり、外界のあらゆる事象に注意を払いながら進んでいるわけではない。他方、縦断面とは、時間経過の中で、つねに意識が付き従っているわけではないことである。もしそんなふうになっているなら、奇妙なことが出来《しゅったい》する。

たとえば、私が一一〇㎞／hrくらいの球をイチローに投げたとする。私がリリースしたとイチローが意識した時には、球はすでに彼の三ｍ前までやってきている。それでも彼ならなんとかさばけるかもしれない。しかし三m前まで来たと意識できるのは、それから〇・五秒後のことである。もちろん実際にはこんなことにはなっていない。

経験の現場に立ち返ると、リベットの〇・五秒というのは、さほどべらぼうなものではないようにみえてくる。新しいことを始めるとき、われわれは慣れない手つきでぎこちなく課題にとりかかる。スムーズにはいかず、しばしば流れが中断する。あるいは立ち往生してしまうこともあるだろう。逐一意識しながらやると、そうならざるをえない。

それが慣れるにしたがって、あまり意識せず、なめらかにやれるようになる。意識しているようではうまくいかないのである。再び野球の例になるが、ピッチャーが突然コントロールを乱す時には、往々にして、投げ方に意識がいってしまっているらしい。

つまりリベット的な意識、言い換えれば気づきは、普段はあまり表にでない方がよいのである。少なくとも出ずっぱりというのは、適応的ではないし、生存にさえ影響を与えることになる。

意識が一様ではなく、ダイナミックに流れることについて、ウィリアム・ジェイムズ（一八四二―一九一〇、米国の哲学者・心理学者）は次のように描写している。

――われわれの意識の不思議な流れを概観するときに、まず注意を惹くのはその各部分の進行速度の違いである。それは鳥の生活のように飛行と停止との交替のように見える。

（『心理学』今田寛訳）

ロボット工学者の谷淳はこの一節を引用して、意識の流れには、休止しているフェイズ（相）と、そこから飛躍するフェイズがあり、その間を自発的にシフトするダイナミズムがわれわれの認知システムを形成しているという。リベットの実験で問題となる意識は、飛躍するフェイズに相当する。より正確にいえば休止から飛躍をへて、再び休止にいたるサイクルがそこには含まれている。

意識は切れ目から立ち上がる

何らかの切断が到来し、意識の流れを転調させるとき、われわれの気づきが立ち上がり、そして新しい場面が拓かれる。このダイナミズムを、いかにもハイデガーが好みそうな例で示してみよう。

《熟練した大工が金槌《かなづち》を手馴れた手つきで使っている。見事な手さばきである。その時、大工と金槌は一体になっている。金槌はいわば大工の身体の延長線上にある。ところが上手の手から水がこぼれたのか、何かのはずみで打ち損じたとする。このとき流れは中断され、大工はふとわれに返る。そして金槌はあらためて物として、自分の存在を主張するかのように、大工の目の前に武骨な鉄の塊となってその姿をさらけ出す。》

こうして意識の流れが破れるとき、人はわれに返るのであり、そこに自己意識が立ち上がる。

自己は意識の安定した休止期ではなく、むしろその破れ、あるいは狭間において自覚される。その時、「おのずから」が「みずから」に転調する。これはいたるところで起こっていることである。もっと日常的な場面でみてみよう。

宵闇《よいやみ》が降りてくる中を、私はいつもより少し歩を緩め、とりとめもないことを考えながら、駅のほうに向かって歩いている。空を見上げると、西方はトパーズ色にまだ輝きが残っているが、中天はすでに暗い。いくつかの星が淡く次第にその姿を現し、少しひんやりとした風が舞い起こり、木々の枝葉をかきならす。そのさざめきに乗って、まだ遊んでいる子どもたちの声が聞こえてくる。サッカーにでも興じているのだろう。そういえば、今夜はセリエAの放映があったのではないだろうか。家の者は今夜出払っている。それなら誰かに録画を頼んでおかなければならない。誰がよいだろうか。そうだAにしよう。でもどうやって連絡をとろうか。奴はいつも電話にでないし、メールを送っても気づくだろうか。番組の開始までに間に合わないかもしれない。じゃあBはどうだろうか。でもあまり借りを作りたくない相手だし……。そんな折り、ふと背後から私の名前を呼ぶ声がする。

呼びかけに、私は思わずわれに返る。そして振り向いたところに、なつかしい顔を認めた。旧友のCである。しばらくぶりである。たまたまこの近辺に用事があって来たらしい。互いに久闊をわびるうちに、昔のことが思い出される。しばしつもる話に立ち止まっているが、そのうちに自分たちがそれほど広くない往来の妨げになっていることに気づく。お互いの眼が合うと、かつ

てそうだったように、どちらからともなく酒杯を傾けるべく、街の灯の方に歩みだす。》

この一連の意識の流れを振り返ってみよう。家路に向かいながら、よしなしごとをとりとめもなく考えていた休止期は、旧友に呼び止められたことによって、大きく場面転換する。次いで、二人の会話が人の流れを妨げていることに気づき、飲みに繰り出すという新しい展開が生まれる。

もう少し細かくみると、とりとめもなく考えていたとされる休止期においても、子どもの喧騒が耳に入ったのを契機に、思考の流れが大きく転換している。実際に自分の意識の流れに身をひそめて観察してみると、もっと細かく、もっと瑣末《さまつ》なことで転調していることに気づかされる。このように、〈切断→気づき→新しい場面〉という連鎖はいたるところに認められ、われわれの意識の基本的なダイナミズムをなしている。これはリベットの実験が示すべらぼうな遅延とどこかで対応していないだろうか。

物理的に記述するなら、われわれはどうあっても物事に先行されている。いかに予期して身構えていても、物事が起こる前に、それに気づくわけにいかない。とはいっても、物事が起きたことが信号として脳に伝わるのは瞬時のうちである。致命的な遅れにはならない。それをわざわざ、しかも生死にかかわるほどまでに遅らせるのは、なにゆえなのだろうか。

遅れを取り戻す

先ほどの、運転中に自転車が飛び出してきたシーンを思い起こそう。運転手はとっさにブレーキを踏む。そしてあやうく惨事を逃れる。この時、運転手は飛び出しに気づく前に、つまり〇・五秒の脳処理過程が済むのを待たずに、反射的にブレーキを踏んでいるはずである。そうでなければ間に合わない。

しかし、間一髪難を逃れたあとで、運転手はたとえば次のようにいうのではないだろうか。「いきなり自転車が飛び出してきたので、急ブレーキを踏んだら、轢《ひ》かずにすんだ。あぶないところだったよ」と。あたかも、意識をしてブレーキを踏んだかのように、出来事を組み替えなおすのである。「勝手に自分の足がブレーキを踏んだらしく、車が急に止まって、気がついたら目の前に自転車があった」とはならない。

今、この原稿を書いている私は、リベットが課した難問につきあたって、思わず頭を掻きむしる。ちょっと強く掻いたためか、つむじのあたりに痛みが走り、あわてて手をひっこめた。そこであらためて我に返り、自分がやったことに気づくのである。思わず頭に手をやった時には、まだ気づいていない。だが遅れて立ちあがった意識は、「ああ、俺はなんでまたこんな厄介なことに首を突っ込んだのだろう」と嘆息しながら、頭を掻きむしった行為を意味づけ、自分の経験に落としこむのである。

つまり〇・五秒とは、物語るための時間なのである。生き延びることとの間尺《ましやく》に合いそうもないこの遅延は、「語り」を拓くものだった。それもただ事象の移り行きを記述しているのではない。そこに自分を関与させるのである。つまり、単にリアルタイムに自分が出来事に居合わせたとするのではない。それだけでも大きな改変であるが、さらにそこに主体としてかかわったのだとするのである。
ここまでの議論をまとめておこう。まず、意識とは平坦なものではない。それはおのずから流れるようなフェイズに、何かに応答して自己意識が立ちあがるようなクリーゼ（危機＝分利）が差し挟まれる。言い換えれば、自己はつねに時間の流れのなかに居合わせるのではない。何かに応答して立ちあがるのである。その際、自己は事象に遅れる。それも〇・五秒という途轍もない遅延である。しかしこの遅延は、起こった事象を物語り、自分の経験として取り込むことを可能にする。

リベットの感覚意識の実験についての二つ目の問題は、〇・五秒も遅れたはずの意識が、なにゆえ最初から知覚していたかのように報告し、結果的に遅れが取り戻されるのかということだった。これについてはここまで説明したなかで、すでに半ば解答が与えられている。つまり物語ることによって取り返しているのである。このメカニズムにはかなり普遍性がある。

われわれが眠りから覚めたときのことを考えてみよう。たとえばちょっとした悪夢をみて飛び起きる。心臓がバクバクと波打ち、喉が詰まるような感じがする。しばし何が起こったのかわからず恐怖にとりつかれているが、ほどなく「ああ、夢だった」とわかる。そして人心地つく。この場合、「夢をみていた」という語りによって、いましがたの何やらおぞましいことが夢として経験の中に取り込まれる。さらに可能ならば、夢の内容が語りの形式の中に落とし込まれる。結果的に私は夢をみていたのであり、みていた現場に居合わせたことになる。

反復が経験可能性を与える

リベットの実験は、遅れるということがかえって経験の主体であることを可能にすることを示している。そしてこのパラドックスには、もう一つの「経験の可能性の条件」がかかわっている。それは表象、ないし記号である。つまりは「語り」を可能ならしめるものであり、多くの場合、それは言語という形をとる。

表象のもつ最も重要な機能は「反復」である。言い換えれば再現前化であり、それによって不在のものが表象される。この場合には、一瞬前に過ぎ去ったはずの出来事が主体に再現前することによって、在と非在が架橋されるのである。こうしてリベットの最大の謎である「時間の繰上げ」がいかにして起こりうるか、少なくともその外堀は埋めることができたのではないだろうか。謎が完全に解けたというわけではないにせよ、リベットの実験結果は、もはやそれほど驚愕させるような所見ではない。というより、むしろわれわれの意識の実情によく合っているようにすら思われる。

さらにそれにとどまらない。ここには差異（遅れ）と反復（記号）という、現代思想においてアクチュアルな問題へと接続する可能性が見え隠れしている。さらにもう一歩踏み込んでみよう。

リベットが頑固に貫いている一つの重要な原則がある。それは主観的な事象は主観によってしか決定できないということである。意志がいつ発動したのか、刺激をいつ感じたのかは、主観のみによってしか決定されない。かなり徹底した主観主義である。

しかしそうはいっても、いざ主観的な事象がいつ起こったかを示すには、時計時間という客観的なものによって計測するよりない。実際、リベットの実験では、二・五秒で一周するオシロスコープが設置されており、それによって事象が起きた時点を示すことが求められる。このようにして唐突に主観と客観がぶつかり合う。だが、そのようなことがどうして可能なのだろうか。まったく異なる次元にあるものだとすれば、両者はどのように邂逅《かいこう》するというのだろうか。とはいえ実際に計測はされてしまっている。

おそらく、ここで「主観」、「客観」とそれぞれ呼ばれているものは、どこかでつながっているのだろう。客観の側から考えると、この場合問題となっているのは、数量化された時間である。それは過去と未来に果てしなく伸び広がった無限の均質的な時間である。パスカルがおそれおののいたように、それを前にすると、われわれはどこにも自分の居場所を見出すことができず、途方に暮れることになる。

しかしこの数量化された時間は、主観とまったくかかわりのないものだろうか。むしろ計量するという人の行為をへなければ、現れないのではないだろうか。ただ通常は、計量の手続きが済んだものとして織り込まれているので、主観がやってくる以前からすでに存在していたかのようなたたずまいをしているのである。

多少まわり道になるが、実際に計量する行為に場面を引き戻してみよう。時間にかぎらず、計量するためには尺度が必要である。ではその尺度はどのようにして作られるのだろうか。まずもって必要不可欠なのは単位の設定である。かつてなら、太陽が大地のまわりをみかけ一周する長さを二四等分して一時間とし、その六〇分の一を一分、さらにその六〇分の一を一秒とした。現在では一秒は、「セシウム133の原子の基底状態の二つの超微細準位の間の遷移に対応する放射周期の九一億九二六三万一七七〇倍の継続時間」であるとされている。これで納得がいくだろうか。少し考えてみるだけで、いくつかの重大な疑問に突き当たる。

まずこうした単位が妥当であるのは何によって根拠づけられているのだろうか。定義上は、これ以上遡れないのであるから、それ自身によって正しいとされなければならない。しかしそれは原理的に不可能である。

かりにこの根拠づけの問題を封印したとして、次に浮かぶのは、はたしてこうした単位はつねに一定なのかということである。たとえば地球の自転周期はほぼ一定であるが、長いスパンをみるなら、徐々に長くなっているといわれる。長くなったとわかるためには、別の尺度をもってきたわけである。そうでなければ言えないはずである。セシウムの場合には、一見問題なさそうにみえる。しかし、セシウムの放射周期がつねに一定であるというのは、単に斉一性を想定しているにすぎない。セシウム以上に信頼のおける尺度がなければ、それ自体が変化するのかしないのかを決定することはできない。

さらに時間固有の問題がある。それは今の一秒と前の一秒、あるいは次の一秒が同一であると確認できないことである。前の一秒はすでに存在しない。次の一秒はまだ存在していない。次の一秒が与えられた時、今の一秒だったものはすでに過ぎ去っている。同一であることを確認するためには、直接比較しなければならないが、あるものとないものを同じ舞台に置くことはできない。それもそれぞれの一秒が同一だとするのは、これもまた斉一性を想定しているに過ぎない。では想定しているのは誰なのだろうか。

このように、単位を設定するということは一筋縄ではいかない行為である。というより、厳密に考えれば、不可能なことなのかもしれない。結局は独断的に設定し、それが妥当であると居直るというか、腹を据えてかかるよりないのである。物理的な時間が開闢《かいびゃく》されるためには、こうした飛躍が必要だったのである。

物理的時間を可能にする単位は物理的なものではない。それは反復可能なものであり、それゆえすでに記号的な性質を帯びていなければならない。ここに決定的な転回がある。われわれが斉一性を信じることができるのは、この反復可能性による。ひるがえって、この記号としての単位の一撃が、計量可能な物理的時間を与えたのである。

回収される切断

だが、通常の経験において、こうした時間の開闢をめぐる「飛躍」や「一撃」といった力が姿を現すことはない。それはすでに済んだことであり、力はそれが拓いた均質な時間の中に回収され、埋め込まれている。こうなると、また奇妙なことが起こる。つまり、計量を可能にしたはずの単位が、今度は計量されるものとなるのである。地球の自転周期も、セシウムの放射周期も、もはや時間を与えるものではなく、時間の中で計測されるものとなる。

開闢する一撃が、みずからが開いたものの中に収まるということ、この力動を押さえておいてもらいたい。これは時間が経験の舞台となるための条件である。そして、すでに気づかれただろうが、実はこの力動は、日常的な経験の中に再現されている。

先ほどの宵闇の降り来る中を歩いていた場面をもう一度思い起こそう。子どもの喧騒が風に乗ってやってきたとき、夕暮れの風景をへめぐっていた意識は、世俗的なサッカーについての連想へと転調した。しばらくあれこれ考えるうちに、不意に旧友に呼びかけられて考えは中断し、その友と昔話に興じる場面が始まるのだが、そうこうするうちに、往来の邪魔になっていることに気づき、飲み屋街に場所を移すことになった。

おのずから流れる時間のフェイズが、なんらかのきっかけによって切断され、あたらしい場面が開かれる。そしてしばらくはまたおのずからの時間が流れることになる。この切断は不意におとずれる。しかしそれは結果的には、言い換えるなら事後的には、流れの中の一つの出来事として回収されるのである。

そして不意に到来する切断によって、おのずからなる流れは中断し、自己が立ちあがる。事態が収束すれば、再びおのずからなる流れが回復する。ウィリアム・ジェイムズが記述した意識の流れとはこのようなものである。

自己は切断によって触発される。切断に応答して立ちあがる。ここには決定的な遅れがある。しかし、この解消できない遅れは、見方を変えるなら、つねに流動してやまない流れの中に、ある「距離」を押し広げることではないだろうか。それによって、次々に到来するや、跡形もなく消えうせる事象の継起の中に、一瞬留まるささやかな足場が築かれるのである。

ではこの「距離」はどのようにして可能になったのだろうか。それは切断が、反復されることによってである。自己が立ちあがったとき、それはすでに反復されたものとして、つまりは経験可能なものとして与えられるのである。

子どもたちの喧騒も、旧友との不意の出会いも、往来の妨げになっていることも、気づいたときには、すでに反復可能なものとなっている。記号の介入とともに、時間は広がりを獲得したのである。これが単位というものの原型である。単位が点であることはありえない。一定の幅をもたなければ、それは身分を失う。

自由の中の狂気

リベットの主観主義、すなわち主観的体験は主観だけが決定するという原則は、狂気的な成分を含んでいる。それがより際立つのは、知覚ではなく意志の実験のほうである。そこでは、できるだけ純化した自由意志を発動せよと要請された。自由意志とは世界の孤児であり、どこにも接岸しない。

再びカントを持ち出すなら、原因としての自由は現象界には属さない。それが急転直下、客観的な時間の中に位置づけられると、現象界に現れ出るのである。それゆえわれわれに認識できるのは、自由意志の結果だけである。

われわれはここに二つの「今」をみとめることができる。今とは、どの時点のことなのか。それを決めることができるのは「今」と言っているこの私だけである。誰にとっての今であるかによって、今ははじめて決まる。つまり徹底的に主観的なものである。

しかしこの私にとってだけの今であるかぎり、それも孤児であり、さまよい続けるよりない。時間軸のどこかに位置づけられて、それははじめて世界の中に場所を獲得する。この今は、もはや私固有の今ではなく、数ある今のうちの一つの今となる。

すなわち「今だ！」という乾坤一擲《けんこんいってき》の叫びは、一瞬後には、「今だ」というありきたりの発言として、世界の中の一事象に落ち着く。リベットは、主観体験は主観で決定するとしながら、結局は事象に降り下ってきたものを扱っている。意志といっても、現象に現れた、すでに反復可能性をもったものに化している。なぜならそれはすでに「あの時の意志」だからである。もちろん、誘発電位という脳に現れた事象と比較するためには、そうするよりない。

ここには二つのモメント（契機）がある。つまり、世界の外へと出るモメントと、それを世界の中に回収するモメントである。前者は現象のなかには現れない。それが反復可能なものとなったとき、矛盾した表現だが、初めて世界に回帰してくるのである。両者は異なった次元にあり、それゆえその間に経過する時間を測定することはできない。

しかし、現象界で発見された〇・五秒には、こうした差異が反映されている可能性はないだろうか。なぜなら、どこからの遅れなのかはわからないにせよ、それが遅れであることは確かだからである。

世界の外へと出るモメント（契機）、ここにわれわれが捜し求めていたラプチャーへの通路が見出される。その向こう側には、この世界を開闢した力が見え隠れしている。それは開闢した力である以上、世界の中には収まらない。しかし世界のどこかに痕跡を留めている可能性はある。それは過ぎ去った力であるが、再び到来し、世界を破裂させる起爆力を秘めている。

純粋な自由意志がもしあるとすればそれは狂気に近い、と言った。なぜなら、もし何もないところから忽然と何かをなすとすれば、それは無からの創造にほかならない。すでに神の近傍にいる。

たとえそれがただの一挙手であっても、それまでどこにもなかったものを世界の中に生み出すことになる。つまりは世界を書き換えることである。自由を極限にまで推し進めるならば、それが開闢の力を呼び覚ましても不思議ではないのである。

リベットの実験結果は、意志と知覚の間に非対称性があることを知らしめた。知覚の場合は、〇・五秒の遅れは取り戻され、意志の場合は〇・五秒遅れたままである。知覚の場合、自己は刺激に応答して立ちあがり、その自己が経験を完結させる。そして自己を与えた契機を自己の中に取り込むのである。他方、意志の場合には、その発動の瞬間に居合わせることは、開闢の瞬間という狂気をはらむことになる。意志とは何かへの応答であり、その間を埋め合わせることはできない。もしできたとすれば、それは開闢の狂気に触れることである。

少し先走りすぎたかもしれないが、この章をまとめておこう。

われわれの経験は平坦なものではない。自己はつねに居合わせるものではなく、時間の切れ目において立ち上がる。それは何かに対する応答として成立するものであり、言い換えれば存在するものではなく、生成するものである。それゆえ自己はつねに事象に対して立ち遅れるが、記号の反復可能性によって、遅れを架橋し、最初から居合わせたという錯覚をもつことができる。

時間の切れ目は、他方では、世界を超過する深淵である。それは通常気づかれないうちに跨ぎこされているが、潜在的にわれわれはつねに開闢の力に曝されている。われわれの意志は、それが純化されるとき、世界の開闢の瞬間をみずからに招き寄せる。自己は切れ目において立ち上がるが、同時に、それ自体が切れ目をなすことになる。

つまり自己には狂気があらかじめ内包されている可能性があるのだ。

第二章

世界が割れ、自己が生まれる

——まなざしの到来

……本立ての横には、去年の夏の枯れた花が、硝子《ガラス》のミルク入れに差してある。橄欖色《オリイヴいろ》の萼《がく》と茎、黄ばんだ中に胡粉《ごふん》の繊《ほそ》い線が浮び上っている、小さな薊《あざみ》のような花である。花の色は黄ばんで脆《もろ》くなったダンテル（レエス）の色であり、萼と茎との色は伊太利《イタリア》の運河の色である。黄金色《きんいろ》の口金の、四角な、宝石のような罎、アリナミンの小罎に立てた燃え残りの蠟燭《ろうそく》は、暗い緑である。

（森茉莉『贅沢貧乏』）

われわれはまだ、心脳問題の暗礁から抜け出したわけではない。実のところ、前章ではこの問いを開いたままにして、論を先に進めたのである。この章は、それに対してひとまずの見通しを与えることから始めよう。

心とは創発されたものである

出発点として、さしあたり次のようなテーゼを立ててみよう。

「心は脳をうちに含む。その逆はない」

これは脳還元論とは正反対の立場である。簡単にいえば、われわれが「脳」と呼んでいるものも、心が生み出した表象にほかならないということである。さらに言うなら、私がいなければ脳も糸瓜《へちま》もないだろうということである。

何ゆえこのような乱暴な、そして時代錯誤《アナクロニズム》と誹《そし》りを受けそうな問いを立てるのかと、怪訝《けげん》に思われるかもしれない。しかし、私のみるところ、心脳問題が暗礁に乗り上げるのは、脳を出発点にするからに他ならない。

デイヴィッド・チャーマーズ（一九六六―　、オーストラリアの哲学者）は、心脳問題を二つの水準に大別し、相関関係を問うものをイージー・プロブレム、因果関係を問うものをハード・プロブレムとした。前者は心が脳の電気的・化学的活動とどのように連動しているかということであり、後者は脳から心がどのように生み出されるのかという問いである。
脳還元論者が「心は脳の働きにほかならない」というとき、それはイージー・プロブレムの水準にある。しかしチャーマーズは、ハード・プロブレムもまた脳科学の対象とすべきであると主張した。

しかしそれは所詮無理な話である。電気刺激がなにゆえに心的事象を生み出すのかという問いを前に佇《たたず》んだペンフィールドの愚直さを思い起こせば事足りることである。脳の電気活動であろうと、神経伝達物質のふるまいであろうと、穴の開くほど眺めてみても、そこから心は見えてこない。

どれほど顕著な所見が脳に認められたとしても、それが心と関連づけられないかぎり、何の意味ももたない。たとえばリベットの実験にしても、脳の電気活動は、それが意志や知覚と結び付けられないかぎり、単なる物理事象である。このことはしばしば忘れられている。たとえば脳画像で脳が萎縮した所見があったとする。その際、当人に何の問題もなければ、単に脳が萎縮しているだけのことである。しかし驚くべきことに、臨床現場では、些少《さしょう》の萎縮があるだけで、さしたる診察もせず「あなたは認知症です」としたり顔してのたまう医者もいるらしい。

脳から心へという方向への問いの立て方は不毛である。というのも、いったん物質的な基礎としての脳を認めたとしても、心は脳から「創発」されたものだからである。

創発とは、それを構成する要素に還元されない機能が生み出されることをいう。たとえば時計のもつ時を刻むという機能は、それぞれのパーツの働きの総和からは導き出せない。同様に、生き物はそれを構成する物質にはない新たな性質を獲得している。生きているということは、無機物の法則や論理には還元されない。原子のふるまいをいくら眺めても、どこにも生命は現れない。そして心は脳に還元もできなければ、その発生が脳の理屈で説明されることもないのである。

因果律は心の側にある

脳から心がどのように生み出されるのかというハード・プロブレムは、挫折を余儀なくされる。なぜなら、因果律とは心の側にあるからである。

これは常識的な見方とはまったく逆のようにみえる。というのも、通常は、因果律こそまさに自然を特徴付けるものとされているからである。しかし自然法則は因果関係ではない。そう考えるのは、われわれの心がそこに因果を投影しているからにほかならない。

たとえば力学の法則を考えてみよう。物体が時点*t1*から時点*t2*にかけて運動する際、*t1*の状態が*t2*の状態の原因であるわけではない。そこにみられるのは、単に法則に従った変化である。ビリヤードの玉が別の玉に衝突して、それを動かしたとしても、そこに因果性があるわけではない。「動かした」と表現するところに、われわれが動作主のようなものを投影しているのである。

もし力学法則に因果性があるとすれば、それは法則自体が設定されるところに求められるだろう。つまりなぜこの法則なのかということである。これもまたハード・プロブレムである。それはつまるところ、科学の領域を突破して、原因としての神の創造に行き当たる。

デイヴィッド・ヒュームは経験論を極限まで推し進める中で、因果の問題に突き当たった。原因とされるものをAとし、結果とされるものをBとした場合、AとBの空間的近接（接近）、およびAのBに対する時間的先行（継起）が経験の中に見出される。だが、この二者だけでは十分とはいえない。それどころか最も本質的なことが欠落している。ABを因果関係たらしめるのは、両者の間の「必然的結合」（necessary connection）である。

しかしこの必然的結合は、AのうちにもBのうちにも見出されない。AとBとの間に目を転じても、接近と継起があるのみである。経験をいくら重ねても得られるのは蓋然的確かさであり、必然性には到達しない。最終的にヒュームは、因果を「心の決定」（determination of the mind）に委ねたのである。

心がかかわるところに因果が発生する。マクタガート（一八六六―一九二五、英国の哲学者）は時間について、A系列とB系列の二つを提示している。A系列とは、事象が「過去―現在―未来」という特性をもつことであり、B系列とは、二つの事象が「より前」「同時」「より後」のいずれかの関係で構成されていることである。

B系列には「接近」と「継起」以上のものはない。それゆえ因果は生じない。生ずるとすればA系列である。マクタガートもまたA系列のみが時間にとって本質的であるとする（彼は最終的に「時間は存在しない」という奇抜な結論を導くことになるが、ここではその問題は扱わない）。

A系列は「現在」を中心として、すでに過ぎ去った「過去」と、いまだ到来しない「未来」が配置されることによって構成される。A系列からB系列を隔てるのは「現在」という時間である。では現在とはどのように設定されるのだろうか。それは誰にとっての現在かということで決まる。

つまり自己がかかわることによって、時間は経験的な時間となる。因果はそうした舞台の中で発生するのである。

単なる事象の継起に過ぎないように見えるところに、自己を滑り込ませるとき、因果が発生する。これは日常いたるところで起こっている。たとえば、野球のテレビ中継を観る。贔屓《ひいき》の選手がタイムリーを打ったとき、まるで自分の応援が通じたかのように感じる。そうこうするうちに、友人が訪ねてきたが、その直後にサヨナラ負けを喫したとする。なんだかその友人が疫病神《やくびょうがみ》のように思えるだろう。

入試の結果発表を見に出かける前に、祠《ほこら》に立ち寄って、頭を垂れ、真剣に祈っている人がいたとする。その人に対して、「この時間には、すでに結果は決まっているのに、そのようなことをしても意味がないではないか」とは、普通の神経の持ち主なら言わない。

逆に、そこに自己を滑り込ませられないとき、因果関係は断裂する。たとえば圧倒的な自然の威力にさらされたときがそうである。自然に限らず、強大な力に蹂躙《じゅうりん》され、戦うことも逃げることもできず、事象に対して主体となれないときにトラウマが発生する。

いずれにしても、因果は心の側にある。

心は脳につまずく

では、最初に立てた「心は脳をうちに含む。その逆はない」というテーゼに立ち返ってみよう。時代錯誤のようにみえて、この主張は相当に強力である。「脳」とは心が生み出した表象にすぎないというテーゼは、プリミティヴだが、意外に厄介である。どう論駁《ろんばく》しようと、「それはあなたの心が生み出した問題ではないか」というわけである。

心と脳は、記述の系の違いであるという主張がある。つまりどちらも一つの語り方なのだということであり、ドナルド・デイヴィッドソン（一九一七—二〇〇三、米国の哲学者）の「非法則的一元論」もこれに近い。これはいっとき問題を解消するには役立つ。解消はするが、重要な問題がすり抜けてしまう。そこでは「記述しているのは誰か」が問われていない。解答はいうまでもなく、どちらの系も記述する人がいる以上、心が立てたものになる。結局、「脳」とは表象が生み出したものにすぎないという、最初に立てたテーゼに絡めとられてしまうことになる。

ところがもう一つ問われていないことがある。それは、心と脳が同じことについての二つの記述の系だというが、両者は通訳可能なのかということである。このことは非法則的一元論にも反映されている。この問いの解答もまたいうまでもない。両者の間は通訳できない。ここに心脳問題の本当の難しさがある。

哲学者永井均は、「意識と脳の関係は他のどんな関係にも似ていない」と述べ、その比類のなさを指摘している。この場合、意識を心と読み替えても差し支えない。もちろん他にも比類のないと形容される関係はあるだろう。たとえば、男と女、神と人、自己と他者、あるいは有限と無限、そして有と無。

しかし比類ないとは言え、これらの二項関係について、われわれは豊かな語りをつむぎだしてきた。さまざまな思惟の源泉になっている。だが、心と脳は、これらのいかなる関係にも似ていない。少なくとも今のところ、そこから豊かな語りが生み出されているとは到底言えない。

心と脳は、他に喩えようのない関係なのである。それゆえ、もはや「関係」といえるのかどうかさえ怪しい。これは表象空間の中に開いた穴である。それも、不活性な穴である。類比という表象のもつ重要な機能が、それを前にして息切れをきたしてしまっているのだ。

ここにいたって、「「脳」とは心が生み出した表象に過ぎない」という呪文はくじかれる。自らの表象空間に取り込みながら、その実、取り込みに失敗している。心は脳につまずくのである。

「もの」としての脳

今では自明のこととされているが、脳が精神活動の座であることが確定されたのは、それほど昔のことではない。

脳は、最も心と直結する臓器でありながら、人はなぜかそこに心を投影することをためらう。実際、われわれは人を見て、どこに心の現れを感じるだろうか。それはまず、相手の表情や仕草にではないだろうか。それらを統括しているはずの脳には心を感じない。どこに相手の心を読むかといえば、その胸のうちであり、腹の中である。自分の心の在り処もまたしかりである。臓器ならどこかと言われれば、心はまさに心臓（ハート）のあたりに実感される。

われわれはストレスや葛藤をこうむるとき、しばしば身体をもってそれを表現する。胃が痛くなったり、下痢や便秘をしたり、肌が荒れたりする。やっかいな問題を抱えると、頭が痛くなることもある。しかし「脳がおかしい」とは滅多に言わない。

脳は心を映さない。まるで脳は心の系から抜け落ちているかのようである。すでに確認したように、心的現象に対応付けられないかぎり、脳の所見は意味をもたない。ただの事象である。もちろん脳が損傷した時、それは心に大きな影響を与えるだろう。しかしそれはせいぜいのところ並行関係にとどまる。

他の臓器であれば、それを眺めていれば機能がみえてくる。腸の働きを観察すれば、消化や吸収、あるいは排泄などが手に取るようにわかるだろうし、肝細胞を探索すれば、さまざまな化学反応が検出され、それ自体が肝臓の働きであることがわかる。しかし穴の開くほど脳を眺めても、そこに心はみえてこない。

いましがた、因果は心の側にあることを確認した。心がそれを投影するのである。自然の中に、事象の連鎖の中に、心＝自己は自らを滑り込ませ、因果を読み取る。時間の中に入り込んでは、「過去―現在―未来」という舞台を作り上げる。しかし脳の中に自らを滑り込ませることに失敗する。確かに心は「脳」という表象を作り上げた。しかしそこで表象世界はつまずくのである。

それでもなお、心が脳に身を滑り込ませようとするなら、脳は、因果の最も上流に、すべての事象の上手にあるかのように捉えられる。「脳」と言えば泣く子も黙る。それは最強の思考停止概念となって、すべてが脳に還元されてゆく。

脳はわれわれの舞台であり、経験を決定的に規定している。脳の向こう側の現実といったものは、われわれには知るよしもない。言い換えるなら、脳が与える錯覚をわれわれは乗り越えることができないのである。真の脳還元論があるとするなら、ここまで徹底すべきである。

脳とは、どうあっても表象空間に取り込めない。「脳」の背後には、心的世界を超絶した「もの」としての脳が控えている。ではこのデッドな脳は、いかにして生きた経験の回路に接続されるのだろうか。

モリヌークス問題について

モリヌークス問題とは、先天盲の人が開眼手術を受け、目が見えるようになったとき、見るだけで、目の前に置かれた物、たとえば球と立方体を識別できるかという問いである（＊1）。その人は、あらかじめ見えない状態で、二つの物を順次手にとってみて、それぞれが「球」、「立方体」と呼ばれることを、触覚を通して教えられている。一六八八年にアイルランドの科学者にして政治家であるウィリアム・モリヌークスが、ジョン・ロック（一六三二―一七〇四）に宛てた書簡に端を発したもので、ロックのほか、バークリー、ディドロ、コンディヤックらの議論を誘発した。

モリヌークス問題の一番ホットな部分は、視覚だけで奥行きが知覚できるかということである。日常経験では物の奥行きを見て取るのは自明のことだが、それはすでに視覚が経験全体の中に組み込まれているからである。もし視覚だけを切り離すことが可能なら、そこでもたらされるのは、明るさや色でしかない。網膜を通して脳に与えられるのはそれだけである。

奥行き知覚に最もかかわるのは触覚である。われわれは物に触れることによって、その物体の形状や立体感を把握している。ロックは、触覚体験が組み合わされないと、奥行きは知覚できないとした。厳密にいうと、単に奥行きだけでなく、「距離」や「空間」の知覚もまた触覚に依存している。純粋に視覚からの情報しか与えられないのなら、網膜はもちろん、大脳皮質にも距離や空間は生み出されないはずである。

＊1　先天盲とは、生まれながらの盲人と生後早期（四〜五歳まで）の失明者を併せた名称である。開眼手術とは混濁した水晶体の摘出や角膜移植術などを指す。術前の視覚の状態は様々であるが、開眼のためには最低限、明暗の知覚が可能である必要がある。
鳥居修晃の研究によると、術後の視覚形成過程は、「明暗のみの世界」から「色のある世界」、さらに「二次元の形の世界」から「立体」へと至るルートがあることが示されている。
そしてこの基幹ルートの随所で、開眼者たちが大なり小なり、また様々な仕方で触覚の助けを借りていることが指摘されている。たとえば「手術後しばらくはつい手が出て見たものを触って確かめた」、「（手術後十年経っても）何か物を探すときは思わず先に手がでる」、「指なら一触瞭然なのに、眼では一目瞭然というわけにはいかない」、といった体験が紹介されている。

通常、われわれは物を見ることが、認識の始まりだと思っている。科学においても事情は変わらない。エビデンス（証拠）というなら、目にものみさせるようなものでなければならない。哲学の領域でも、「主観」といえば、まずは視ることがイメージされるだろう。このように視覚というのは、認識のモデルとなるモダリティ（様式）である。しかし実のところ、経験が教えるところに耳を傾けるならば、視覚というものは、それほどあてになるものではない。

たとえば英語で視覚＝visionと言えば、幻覚や幻影を意味する言葉でもある。われわれが夢といえば、それは見るものであり、「聞く」とも「嗅ぐ」とも「触る」とも言わない。高熱や病苦で意識が朦朧《もうろう》とすると、跳梁跋扈《ちょうりょうばっこ》しはじめるのが幻視である。患者は夢うつつの中でうなされる。医学では「せん妄」と呼ばれ、よくある病態である（＊2）。

＊2　ちなみに、せん妄の際、患者の意識がどのくらい障害されているかを調べる基本手技は、刺激を与えてそれに対する反応をみることである。その代表的なものが、名前を呼ぶことと痛みを与えることとである。医療の現場では当たり前の手技であるが、きわめて示唆に富んでいる。つまり、人が我に返るために重要なのは、一つは他者からの呼びかけであり、今一つが痛覚刺激である。また、ケアという観点に立てば、患者に現実感覚を取り戻してもらうには、家族や看護にあたるものが身体に触れてあげるとよい。つまり触覚刺激である。

〈見える〉世界

視覚とは不確かなものである。そこには、見ている対象が確かに存在するという現実指標はない。見ることに没頭すればするほど、そのことは明らかになる。たとえば、山あいで小川にかかる橋にしゃがみ込み、降り下ってくる早瀬をじっとみつめ続けてみる。瀬音になれ、それが単調な音の連なりになって背景に退くと、泡立つ流れと意識の流れが一体になりはじめる。対象とともに、自分が見ているという意識もあやふやになっていく。

あるいは、明るい空を見上げながら、何度か眼をしばたかせ、視界に漂う粟粒のような輝点の動きを眺めてみる。没頭しているうちに、どこまでが自分で、どこからが外かがわからなくなるだろう。

ドナ・ウィリアムズという自閉症の女性による手記は、彼女がそのような視覚世界に浸ることに悦びを見出していたことから始まる。

窓の横に置かれたベビーベッドの中から顔を上げ、わたしは、ガラス越しに射し込んでくるまぶしい太陽の光を見つめる。それからぎゅっと目を閉じて、激しくこする。すると、現れるのだ。きらきらしたパステルカラーが、真っ白な中を次々動いてゆく。「やめなさい」突然声がして、声とともにじゃまなごみが割り込んでくる。だがわたしは楽しさで夢中になって、目をこすり続ける。ピシャッ。平手打ちがとんでくる。

わたしは、空中にはさまざまな丸が満ちていることを発見した。じっと宙を見つめると、その丸がたくさん現れる。その魔法の世界を邪魔するのが、部屋の中を歩き回る人々だ。わたしは人を見ないようにする。あれは、単なるごみ。わたしは一心に、きらめく丸の中に同化したいと願い、ごみは無視してその向こうを透視しようとする。自分だけの世界に浸っていたわたしは、人をきちんと見ることもないかわりに、おだやかな表情をしていたはずだ。それなのに、ピシャッ。やはり、平手打ち。こうしてわたしは、「世の中」がどういう性質のものなのか、少しずつ知るようになっていった。

（『自閉症だったわたしへ』河野万里子訳）

ドナが没頭しているパステルカラーや空中の丸は、まだ「対象」になっていない。いわば彼女の身体と地続きになっている。もちろんこれは誇張的な言い方であり、ドナにはこうした視覚体験を振り返り、記述する自己の萌芽のようなものはある。しかし彼女に見えているものは、対象として彼女から切り離されていない。そこに割り込んでくる他人は彼女にとって「ごみ」に他ならない。

没頭している彼女は、母親に呼び覚まされる。現実に引き戻すのは、ここでも呼びかける声であり、そして平手打ち（痛みを与えること）である。だが、そこで立ち上がる自己はまだまだ弱々しい。他人からやってくるシグナルをうまくキャッチできないまま、彼女は「世の中」に引きずり出される。しかし、隙をみては自閉的な視覚世界の中に戻ろうとするだろう。

ドナの示した視覚世界への没入は、モリヌークス問題へ端緒を与えていないだろうか。かりに先天盲の人が開眼したとしたら、その視覚がもたらすのは明るさ

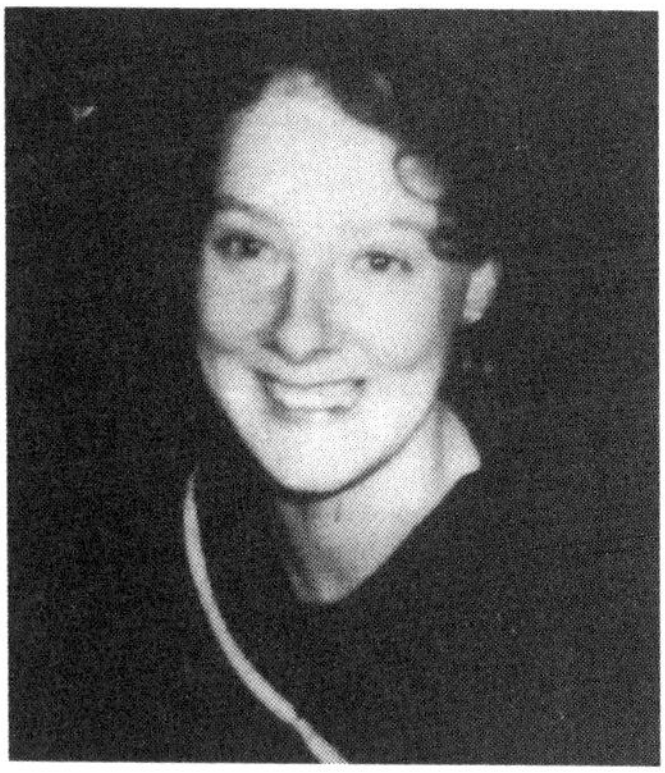

図2　ドナ・ウィリアムズ

「23歳。こわばった表情の中に、恐怖心が見え隠れしている。無理に作り笑いしたような笑顔」

（Williams D: *Nobody, Nowhere.* Transworld Publishers, London, 1992. 河野万里子訳『自閉症だったわたしへ』新潮社）

と色彩の乱舞だろう。それは身体と地続きであり、切り離されていない（＊3）。

＊3　先天盲開眼者の術後まもなくの体験報告は意外に少ないが、その中には、開眼したばかりの世界が身体と地続きであることを示すものがいくつかある。

ロンドンの外科医チェセルデンの報告した少年（一三歳）は、「あらゆる対象が――ちょうど触れたものが皮膚に接しているのと同じように――眼に直接触れているかのように思えた」と述べている。

また「ゲタッツの事例」と呼ばれている少女（一八歳）について、心理学者ゼンデンは、「彼女は確かに見たのだ……だがそれは、様々な明るさの違いでしかなかった。この奇妙な、新しい感覚が眼を通してやって来ることさえも、瞼を閉じるとそれが消えることを確かめるまでは、納得が得られなかった」と報告している。（『心のかたちの探究』による）

向こう側に滑り落ちるもの

視覚は、それだけでは見えたものが確かに存在するという手ごたえを与えない。では何が存在感を与えるのであろうか。ロックもコンディヤックも、それが触覚である点については一致している。ではなぜ触覚なのだろうか。それは、彼らが論じたように、形態や奥行きの感触が得られるから、というだけではない。

触覚というのは最も未分化な感覚である。ベルクソンが生命の進化をたどったとき、原始的な生物においては、環界と接するところで感覚が起こり、同時に運動が反射的に生起することを見出した。アメーバの偽足は、何かに突き当るや、すぐさま引っ込む。つまりはそこでは感覚と運動が一体となっている。脳という中継地点の萌芽さえまだないのである。

触覚はこうした原始的な生命の営みを受け継いでいる。触れると触れられるが一体となっている。これに関連してしばしば引用されるのが、メルロ＝ポンティの合掌の例である。右手と左手を合わせるとき、どちらが触れ、どちらが触れられているのかは確定できない。それを範例として、「間身体性」という次元が論じられていく。

だが、触れると触れられるが一体となるのは、身体だけでなく、物に触るときにも起こる。私は今しがたテーブルに運ばれてきたビアグラスに触る。私の指先はひんやりと硬く、そして微細な水滴で滑らかになった質感を感じ取る。その時、まさにグラスはそこにある。それ以上の確証は求めるべくもない。では何がこの現実感を与えているのだろうか。

私の指先がグラスに触れたことが、物がそこにあるという実感をもたらす。確かにそうなのだが、それだけだろうか。グラスに触れたとき、私の指にはグラスの質感が与え返される。言ってみるならば、グラスによって触れられるのである。私の指が一方的に触れているのではなく、向こうからやってきたという感覚がある。これは単なるレトリックではない。なぜならこの感覚がなければ、身体の中に起きた感覚と、外からやってきた感覚の区別がつかないことになる。

ビアグラスが私に与えるのは、その具体的な手触りとともに、それが外から到来したという、私に向かってアフォード（提供）されるベクトルである。この志向性が、グラスがそこにあるという確証をもたらす。〈触れる―触れられる〉の一体性である。だが、それでもなお十分ではない。まだ取り残されているものがある。

こちらにやってくる志向性の背後には、その向こう側に滑り落ちる次元が伴われている。それは、私の指に与えられた感触の彼岸にあって、決して現前することはない。物の実感とは、確かに私に感じられるという感覚だけでなく、決して私の経験に包摂できない、まさに他なるものであるという感覚が伴われていなければならない。それはすなわち、私が関与しえない「もの」の次元である。

「もの」とは、現象の向こう側にあるデッドなものである。純粋な視覚に欠けているのは、奥行きというよりも、この次元である。目に映ったものの向こう側というものは、視覚だけではわからない。ちなみに、目に見える壁の向こう側がどうなっているのかについて、生真面目な哲学的思考を紡ぎだしたフッサールは、純粋視覚の論理に忠実だったといえるだろう。

触覚と比較するなら、視覚は、対象の側から与えられるものに乏しい。触覚では、〈触れる―触れられる〉の関係は、物との間にも起こるのに対して、視覚では、それが見た対象から見られるという感覚は、通常は起きない。

コンディヤックは、モリヌークス問題について『人間認識起源論』から晩年の『感覚論』にかけて考え抜き、「見える」(voir〔=see〕)と「見る」(regarder〔=look〕)を区別することに思い至った。「見える」は生まれつき備わっているが、「見る」ことは学習しなければならないことを発見したのである。「見える」世界では、ドナの経験が示すように、見えているものは自己の身体の延長線上にある。まだ対象として確立していない。「見る」ためには、触覚的な経験が必要なのである。

自己の触覚系原基

触覚はプリミティヴな知覚である。それは単に未分化であるというだけではない。系統発生的にも個体発生的にも、環界とのかかわりの第一歩であり、まさに接触面において生ずる感覚である。赤ん坊にとって、環界とは母のことである。そして、母に抱かれることによって、彼の中に、漠たる自己の原基が芽生えることになる。

両腕でゆるく輪を結んで揺りかごのようにして赤ん坊を抱く（不器用な父親である私には、そうしたマニュアルが必要だった）。右の肘が枕、左は腰掛のようになって、赤ん坊はすっぽりと包まれる（実際に育児に携わる場合は左右逆である。利き腕はすぐに使えるようにしておくものである）。顔をじっとみつめる。生まれたてで、目はまだ開かない。もう少し抱き寄せると、顔が見えなくなり、私もうつむいて目をつむる。わずかにぎゅっと抱きしめ、新しい命が生まれたことを胸の中で実感する。

私の身体は着ぐるみのようになって、赤ん坊を包み込み、そのぬくもりを感じ取る。そして肌の向こうにある君に、私は心の中で「ぼく」と語りかける。あるいは名付けたばかりの名前で呼ぶ。

このようにして、親は肌を通して、子どもの存在を志向する。それは子どもから自分に与えられる感触に対する応答でもある。子どもの肢体もまた、まだほとんど動くことはできなくとも、抱かれたことに応じて反応するだろう。私の腕の中にふわりとはまりこむ。ちなみに、自閉症の赤ちゃんは、抱いても物のようであり、とても重く感じるという。その子は、こうした親との触覚を通した交信が未発達なのだろう。

森茉莉が最晩年に書き終えた唯一の長編『甘い蜜の部屋』は、次のように始まる。

藻羅《モイラ》という女には不思議な、心の中の部屋がある。
その部屋は半透明で、曇り硝子《ガラス》のような鈍い、厚みのあるもので出来ていて、モイラの場合、外《そと》から入って来る感情はみな、その硝子を透して、モイラの中へ入って来る。うれしいのも、哀しいのも、感情はみなその硝子の壁を通って入って来るのだが、その硝子は、どこかに曇りのある、あの本物の硝子そっくりのものであるから、その厚みの中を透して入って来る感情はひどく要領を得ないものになってくるのだ。

（森茉莉『甘い蜜の部屋』ちくま文庫）

三島由紀夫が「官能的傑作」と評し、五感を満腔に花開かせたこの小説の中にあって、冒頭のこの「曇り硝子」だけはくすんだものとして異物のようにとどまり続ける。おそらくは茉莉にとって長年つかみ切れなかった自己の原基のようなものが描かれているのではないだろうか。

たとえば次の一節には、色彩の乱舞する、どこまでが自己でどこからが自己の外かが判然としない「見える」世界の中に、現実は「曇った硝子」のようなものとして現れる。

眼に見えている花が、硝子の墻が、卓《つくえ》が、紅茶茶碗、銀の匙、又空も、塀の上に出ている他人《ひと》の家の樹々も、小石、赤犬、又は卓子《テエブル》を距てて微笑《わら》う親しい人、すべてのこの世の現実が、ほんとうにそこにあるのか、ないのか、そこの境界が明瞭《はっきり》しない。この世界がこんなに、明瞭《はっきり》しないのだから、死んだあとの世界の方が却ってほんとうに、はっきりとあるのではないだろうか、と、そんなことを想ってどこかにある、もう一つの世界を空想してみる瞬間さえある。

その世界は、現実にあるような、曇った硝子ではない、完全に透明な、極度に薄い透明の向うにあって、紅《あか》い色でも、緑の色でも、みな上に綺麗な透明を、被《かぶ》っている。ちょうど自動車や自転車に附いている反射鏡《バック・ミラア》に映る草原や紅い煉瓦《れんが》の街のように、世にも綺麗で、夢かと思うように恍惚《うっとり》とするものなのだ。(同前)

ビアグラスに触れたときには、〈触れる―触れられる〉の向こう側に、「もの」という私の届かぬ次元が滑り落ち、確かに存在するという実感を与えた。母と赤ん坊の場合はどうだろうか。母は〈触れる―触れられる〉の向こう側に、自分とは異なる子どもの存在を感じる。おそらくはこの母の感覚が、言い換えるなら、母の志向性が、子どもの自己の萌芽となるものだろう。

とはいえ、それはまだ「曇った硝子」のように茫漠としている。その上に自己が築かれるマトリックスのようなものである。最も根底にあるものだが、そこから個が立ち上がるためには、より鋭利な志向性が到来する必要がある。それを担うのが聴覚であり、そしてとりわけ視覚である。触覚は、アメーバのような原生動物においてもすでに認められるように、最もプリミティヴなものである。しかしアメーバの触覚はわれわれの触覚と同じものではない。はるかに未分化なものだろう。それはまだ触覚とも聴覚とも視覚ともつかぬ感覚であり、それらが枝分かれしていく原基のようなものである。

哲学者鷲田清一は「われわれはもともと身体全体が眼であったのに、いつから見ることが視覚器官として眼の機能へと縮小してしまったのか」(『顔の現象学』)という。つまり局在化することにより、身体全体の眼(＝未分化な感覚の原基)が、感覚器としての眼球に収束したのである。まだ目もみえず、耳も聞こえぬかもしれぬ赤ん坊に、われわれは微笑みかけ、語りかける。そこに彼の自己を想定し、まなざしや声を指し向ける。これが他者への志向性である。確かに視覚や聴覚の方が、志向性がはっきりしているようにみえる。しかしその母型は〈触れる―触れられる〉にある。

鏡像段階の穴

では、われわれはどのようにして、「見える」から「見る」へと移行するのだろうか。言い換えれば、対象が外界にある、と確信するのだろうか。

そのためには、おそらくは「見える」世界に亀裂が入らなければならない。それによって、自己は没頭している状態からたたき起こされる。そして目覚めた自己は、自分の外に対象を見出す。では何が亀裂をもたらすのだろうか。

ここでジャック・ラカンの鏡像段階を参照してみよう。乳児はある時期がくると、鏡の中の像が自分であることに気づく。乳児の神経系は未熟であり、その支配は十分に行き渡っておらず、脳はまだ身体をコントロールすることができない。無力な状態に置かれた乳児の身体は、個としてのまとまりをもたず、渦巻く欲動でばらばらに寸断されている。その乳児が鏡を見る。するとそこには、鏡像が完璧な姿をもって現れる。そして乳児はそこに自己のイメージを見出すのである。

ラカンはここに自己の根源的な疎外の構図を見て取る。というのも、自己は自分の完全なイメージを自分の外側にもつからである。これは自己の起源に関して、ある種の真理を言い当てている。だがラカンはそこから、真理の場は他者にあるという、パラノイアック（偏執的）な方向へといささか性急に向かう。

ラカンの鏡像段階では、乳児は自己像を見る。すでに「見る」ということが前提にされてしまっている。それによって自己の成立にとって重要な問題が解答されないままにおかれる。それは、なぜ乳児は鏡に映った像が自分だとわかるのかということである。

さらに、鏡に映った像が自分だとわかるということには、一つの前提がある。それは像をみているのが自分だとすでに知っていることである。見ているのが他ならぬこの私であることを知らねば、像が自分だとはわからない。いずれにしても、すでに「見る」自己が前提されてしまっている。

鏡像段階において、「見える」から「見る」の狭間にあるのは何だろうか。それは鏡自体の存在である。鏡という異物が差し挟まれることによって、乳児の「見える」世界が割れるのである。ただし、ここでいう鏡はあくまでメタファーである。

「見える」(see) から「見る」(look) への転換が起こるためには、現実に何が必要なのだろうか。われわれはここで、モリヌークス問題への最終的な回答を試みてみようと思う。

モリヌークス氏への回答

像が見えているだけの状態では、自己と対象はまだ分離されていない。像は身体の延長線上にある。言ってみるなら、その視覚世界では、網膜から外側はないのである。

この状態は、独我論を徹底したときに現れる世界に似ている。つまり、すべては私の生み出したものであるという考え方である。それを突き詰めるなら、逆説的にも私はいなくなる。世界のすべてに私が充満したなら、私は消えてなくなるだろう。それはちょうど、ウィトゲンシュタインが「視野に属する何ものからも、それが眼によって見られていることは推論できない」(『論理哲学論考』五・六三三、黒田亘訳)と驚愕した事態に対応している。

では、「見える」から「見る」への転換をもたらすのは何なのだろうか。実は、われわれの目に入ってくるもののなかに、一つだけ特権的なものがある。それは圧倒的なものとして飛び込んでくるのであり、ただ眺めているわけにはいかない。つまり、「見える」世界の中には像を結んで収まらないのである。網膜像には映らない。それとはすなわち、他者のまなざしである。

ここで問題となっているのは、他者の「目」ではない。「まなざし」である。目であれば、それはドットのようなものとして網膜に映り、「見える」世界のどこかにはまり込むだろう。あるいはシミのペアが動くのを、おもしろがって眺めているかもしれない。

しかし、他者からやってくるまなざしは、この「見える」世界に亀裂を入れる。圧倒的なものとして到来するのであり、それを閉じたものにはせず、そこに没頭することを許さない。こうして自己がたたき起こされ、同時に対象が対象として分離する。

私が他者に気づく前に、他者は私を見つめていた。私が気づいた時には、そこに他者の顔がある。それは私に微笑みかけるかもしれない。あるいは心配そうなおもざしを向けているかもしれない。しかし、まなざしはすでにそこにはない。電光石火のように到来し、過ぎ去っている。そして私は目覚め、外界を見まわす。

まなざしは自己に先行している。それは「見える」(see)と「見る」(look)の狭間にひそんでいる。われわれはここにモリヌークス問題への回答を見出す。「見える」から「見る」への転換を促すのは、他者のまなざしだったのである。

そして到来するまなざしは、私の眼球を、そして網膜を、外へと開く。閉じようとする身体のシステムからそれを切り離すのである。こうして私の眼は、外界への前哨となり、窓となる。身体と外界を区切る境界となる。

〈見る〉を可能にする見えないもの

こうしてロックからコンディヤックにいたるまでの論客が主張していたように、視覚は触覚の性質を獲得する。それは単に「見える」状態から、「見る」という能動性を獲得するだけではない。同時に、見たものから志向性を受け取る。ものはそれが私の見ているものであることを私に告げ知らせてくる。つまり、見ている者としての私を指し示すのである。先に述べたように、ここに〈触れる—触れられる〉と同じ構造が見て取れる（＊4）。

ではなぜ対象は私を志向してくるのだろうか。それは対象がまさに私の外部にあるからである。私の中に還元することのできないものとして立ち現れるからである。それは触覚において、私の指先が触れるその向こう側に滑り落ちる「もの」の次元に相当する。私が見ているものは単に芝居の書割ではない。向こう側がある。視覚に与えられる奥行きで最も重要なものがここにある。

＊4　コンディヤックが言うように、空間的な奥行きは学習しなければならない。さらに心理的な奥行きとなればなおさらである。大人になってからアスペルガー症候群と診断された藤家寛子氏は、ある時、学校からの帰り道、立ち並ぶ家々に灯がともるのをみて、その向こう側にそれぞれの家の人たちの生活があることに初めて気づいて驚愕したという（『他の誰かになりたかった』）。

視覚の場合、触覚に比べて対象から与え返されるものに乏しい。しかしすでに気づかれたように、例外的なものがある。つまりは他者のまなざしである。なぜならそれは自己に先行し、自己を立ち上げたものだからである。このまなざしの痕跡は、自己のどこかにその痕跡をとどめている。

それは「見る」ことを可能にしたものである。それ自体は見ることができないが、見ることを可能にしたもの、比喩的に表現するなら、「盲点」である。それがなければ視野は開かれない。さらにいうなら、網膜そのものが盲点である。なぜなら、それ自身を見ることができず、見ることを可能にしているからである。視野の中には網膜は見えない。

この視覚と網膜の関係は、心と脳のそれとパラレルである。脳は心に還元されないリアルでかつデッドなものであった。網膜は実際、脳の出先機関であり、見ることにおけるリアルなものである。他者のまなざしが到来するとき、それはメデューサの眼のごとく、網膜を「もの」と化す。しかしこのデッドなものが、視覚を世界の中に投錨させ、そこからパースペクティヴを開くのである。

ナルキッソスの悲劇

もう一度、鏡像段階論に戻ろう。なにゆえに乳児は鏡に映った像を自分と認めるのだろうか。この問いに答える前に押さえておかなければならないことがある。それは、像に先んじて原本があるわけでないということである。

われわれは自分の顔を知らない。それは乳児に限らない。大人になっても、われわれは自分の顔を直接見ることはない。もちろん鏡に映った像は知っている。しかしそれはあくまで像であり、しかも左右が逆転している。写真に映ったポートレートもある。だがそれもリアルタイムで自分がどういう顔をしているかを教えてはくれない。いずれにしても、それはオリジナルでないことには変わりない。顔の当事者であるはずの自分が、顔から一番遠いところにいるのである。

ではどのようにしてわれわれは自分の顔を知るのか。それは他者からである。他者の表情、目つき、仕草などからの反照を通して、われわれは自分の表情を読み取る。他者こそがまさに私の顔を映し出す鏡なのである。

この時、他者のまなざしは、私に先行し、私を覚醒させるものではない。退隠して背景にひそみ、そして覚醒した自己をみて黙ってうなずく、そのようなものとして自己を与え返すものである。他者が映し出す私の顔は、他者から到来したまなざしによって生じた亀裂を埋め、そこに界面を形成する。そして内面と外界が分節される。

われわれは他者を鏡としてしか、自分がどのような顔をしているのかを知ることができない。そのことは、ナルキッソスの神話の中に示されている。


《テーバイの西、テスピアイという町に、ナルキッソスという並外れた美貌の少年がいた。ナルキッソスのあまりの美しさに不安を覚えた母は、自分の子が生きながらえることができるか預言者ティレシアスに尋ねたところ、「自分の姿を知らなければ長生きするだろう」という答えが返ってきた。こうしてナルキッソスは、自分がどのような姿をしているか気づかぬように育てられたのである。

ナルキッソスは女たちの憧れの的であり、それればかりか男たちからも恋い慕われた。だが彼は、こうして寄せられた想いにまったく関心を示さなかった。それゆえ、誰に対しても横柄で、冷ややかな態度で応じているようにみえた。

エコーという山のニンフもまた、ナルキッソスに深く想いを寄せていた。エコーはかつてゼウスの妻ヘラの怒りをかい、他人の言ったことを繰り返すことしかできないという罰を受けた。

ある日、エコーは偶然にナルキッソスと出会う。しかし彼女はナルキッソスの問いかけに対して、その語尾をオウム返しにすることしかできない。ナルキッソスは呆れて踵を返した。しかしエコーは、去り行く彼の背中に向けて、「あなたの思い通りになりますわ」と禁を破って声を発してしまった。

恥ずかしさのあまり、エコーは森の中の洞窟に身をひそめた。次第に衰弱し、ついには姿が消え、声だけが残った。エコーを憐れんだニンフたちは、復讐の神ネメシスに訴え、ネメシスはナルキッソスに報われない恋に落ちるという劫罰を与えることとした。

ある日、ナルキッソスは森の中にある泉の傍らに身を横たえ、水に口をつけようとした。すると、清らかな水面には彼がかつて見たこともない美しい青年が姿を現し、唇を彼の方へと寄せてきた。彼はその姿をかき抱こうとするが、手を水の中に差し伸べると、そのたびに像は波紋の中に消え失せた。ナルキッソスは生まれてはじめて恋に落ちた。

それ以来、ナルキッソスは毎日森の泉に通ってきた。像は彼が来れば姿を現す。しかし泣いても叫んでも口説いても、それに応えることはない。次第に彼は痩せ衰え、衰弱し、ついには自害

した。遺族たちが葬儀のために棺を運んできた時には、その姿は消え失せ、代わりに一輪の水仙が咲いていた》

ナルキッソスの母は、彼があまりにも美しいことに不安を覚え、「自分の姿を知らなければ長生きする」という預言を受けた。それゆえ母はナルキッソスが自分の顔に気づかないようにしなければならない。

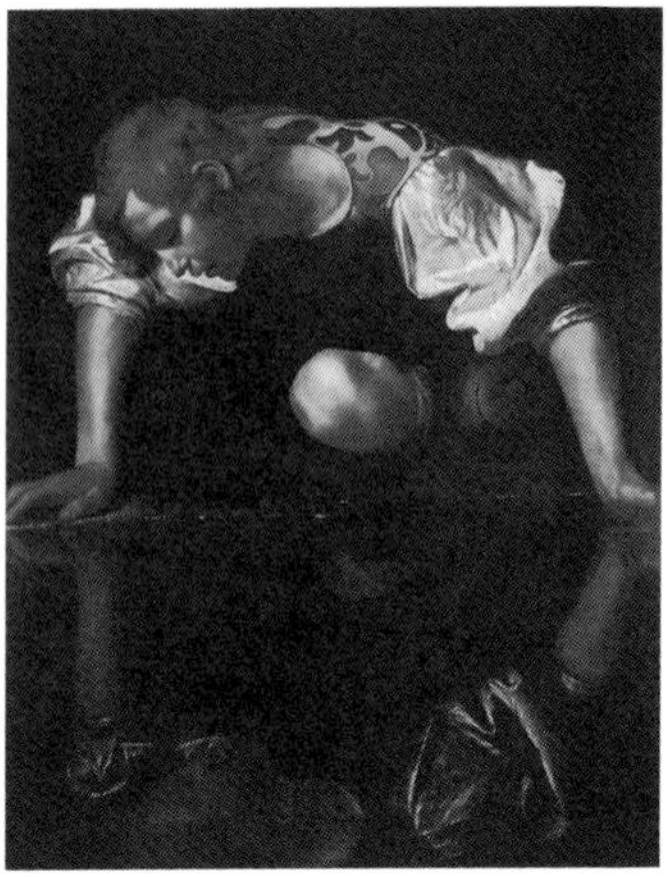

図3　カラヴァッジョ「ナルキッソス」(1597年)

(パラッツォ・バルベリーニ国立古代美術館蔵)

それゆえ母のまなざしは、ナルキッソスに語りかけない。「そう、それは僕なのよ」とみつめかえすことはなかった。それゆえ彼は、反響しない世界の中で育ったのである。

乳児が鏡像と向き合うだけでは、それが自分の像であるという気づきは生じない。視線の回路は閉じられたままである。そこから抜け出すためには、別の要素が割り込んでこなければならない。それは母からみつめられることである。母は鏡を見ている幼児に、「ほらそれは僕よ」と呼びかける。いや声は必要ないだろう。目で合図すればそれでわかるはずである。

さらに言えば、鏡はもはや必要ない。母がみつめるだけですむのである。「ほら、私が見ているのはあなたなのよ」と。さらに目はこう語るかもしれない。「美しい顔をしているわ」。こうして少年はみずからの美貌に気づく。外界が、人々が、彼に微笑みかける。「美しい顔をしているわ」と。

だが、ナルキッソスには、世界は微笑みかけない。彼の昂然《こうぜん》たるたたずまいは、自惚《うぬぼ》れのなせるわざではない。誰かが彼に微笑みかける。彼をみてうっとりする。だがナルキッソスにはそれが自分のことだとはわからない。反響しない世界の住人である彼は、湖面に映った像を自分と知る由もなかった。

人の世に出ることもなく息絶えたナルキッソス、残された水仙は、彼が超えられなかった境界を象徴している。

眼球とまなざし

母のまなざしには二つある。一つは電光石火のごとく、自己に先行し、目覚めさせるものである。この過ぎ去ったまなざしを核として自己が立ち上がる。今一つは、穏やかにみつめ、微笑み、肯定するまなざしである。目覚めた自己がそこに見出すまなざしである。それは自己を映し出す鏡であり、そしておそらくは最初の傷を癒すものとして微笑み返す。それは私の顔を映し出し、最初の傷を覆うだろう。

顔は、二つのまなざしのあわいにその界面としてたちあらわれるのである。

「見る」を学んだ後、他者のまなざしは、目として対象に落とし込まれる。しかしまなざしそのものはどこかにひそんでいる。時として、電光石火のように到来する。そのたびごとに、自己はたたき起こされる。ここでも私はまなざしに立ち遅れる。それは決して対象とならない。

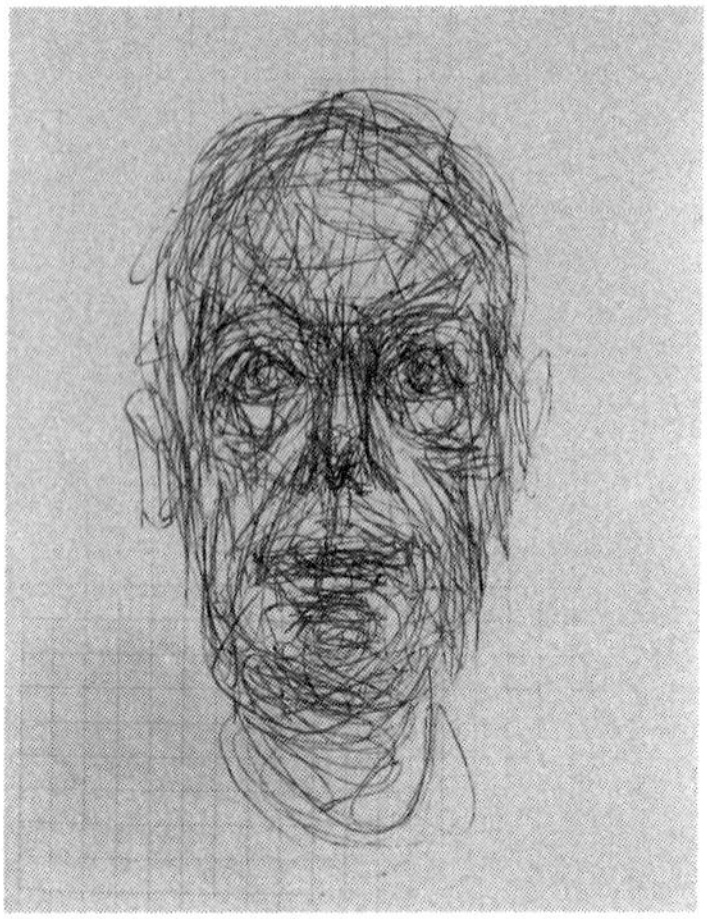

図4　ジャコメッティ「弟・ディエゴの肖像」（1963年頃）

（『ジャコメッティ　エクリ』みすず書房、342ページより）

ジャコメッティが肖像画によって捉えようとしたのも、このまなざしである。弟のディエゴや矢内原伊作の献身によって、彼は超人的ともいうべき集中力でカンヴァスに向かい続けた。鷲田清一が指摘するように、顔が顔として形をとり始めると、今度はそれを崩しにかかるというプロセスが飽くことなく繰り返されたのである。顔が形をとるということは、視線がたちあらわれることであり、同時にそれが形をなすことにより消去されることでもある。それゆえ形は崩さねばならないのである。この不可能なものにジャコメッティは挑んだのであろう。

まなざしは、「見る」ことが成立した後も、やはり電光石火のように到来する。「私」はまなざしに先んじることはできない。

ウィトゲンシュタインという人は、おそらくはまなざしを浴びるたびに驚愕していたであろう。

彼は一日が終わると、しばしば映画館に入り、最前列に座る。映画を観ることよりも、視野を画面で一杯にすることが目的だったらしい。

先に引用したように、彼は「視野に属する何ものからも、それが眼によって見られていることは推論できない」と述べた。では彼は自己をどこに見出したであろうか。

「五・六三二　主体は世界に属してはいない。それは世界の限界である」（同前）

一日の仕事を終えようとする時、人はようやく他人の視線から解放される。ほとんどは気づかぬうちにであろうが、浴びた視線はそのつど私をたたき起こしたに違いない。自己であることを求められる緊張が神経を疲労させる。

あるエンジニアは、帰りがけに必ずカフェによる。いつもガラス窓に向かったカウンターに座り、往来を眺める。道行く人の誰に目をとめるわけでもなく、ただ人が絶え間なく行き来するのをぼんやりと眺めているのだ。彼はそれによって、〈見る〉から〈見える〉へと、まなざしが到来する前の世界に浸り込むのである。

ふと他人と目が合う。しかしずっと見ているわけにはいかない。のっぴきならない状況にはまりこむだろう。ほどなく視線を外し、まなざしを目に落とし込み、ぐらついた自分の体勢を立て直す。もしかしたら、この間が〇・五秒かもしれない。世界が割れ、自己が生まれる。その開闢の瞬間がそこで反復されている。

第三章

言語のみる夢——他者の呼びかけ

汝を傷つけた槍だけが汝を癒す

（リヒャルト・ワーグナー『パルジファル』）

もう一度ベンジャミン・リベットの探り当てた闇をのぞいてみよう。

彼の示した〇・五秒というラグは、あくまで現象界における出来事である。つまり反復可能な表象がすでに浸透した世界における所見にほかならない。

一方でそれは、起こった事象が表象に落とし込まれるまでに必要な時間である。フロイト的にいうなら、事物表象が言語表象になるための時間である。いったん表象となれば、それは最初からそのようなものだったかのように、事象の与えた衝撃は消去される。何かが向こうから目に飛び込んできたことが、「私は見た」に書き換えられるのである。

他方で、それは自由意志が現象として現れるために必要な時間でもあった。ただしこちらの所見は、始まりの時点が確定できない。端的にいえば、それは現象界にはない。どこからか到来したのである。確定できるのは、意志として表象された時点の側だけである。〇・五秒といっても、それはあくまでこうした差異についての便宜的な表し方にほかならない。

「何か」が私を触発し、それに対する反応が意志として自覚される。現象の世界に与えられるのは結果だけである。しかしわれわれは、自分を行為の主として疑うことはない。

実のところ、意志だけでなく、知覚における〇・五秒も、始まりの時点は確定できない。表象になった時点で初めて意識に上るのであり、それをあとから自分の経験として組み立て直し、遅れを取り戻しているのである。

リベットの実験では、刺激が与えられた時点、そして脳がそれを感知したことを示す電位が立ち上がった時点が計測される。しかし当事者にとってみれば、それは知るよしもない。第三者の視点に立ってはじめて、脳の電気活動と被験者の体験を強引に同一平面に並べることが可能となる。

だが、ここでいう脳もその電気活動も、表象化されたものである。なぜなら、脳の事象は表象として捉えられ、心的事象と関連づけられないかぎり無意味なものだからである。デッドなものとしての脳は、表象世界から滑り落ち、われわれの体験の外部にとどまる。

ではどこからの遅れなのか。表象世界に棲むわれわれにそれは確定できない。というのも、表象はつねにすでに反復されているからである。

この章では、自己を立ち上げるものとしての表象、その中でわけても重要な「言語」について考えてみる。言語は人間に固有のものであり、その機能は、われわれと他の動物を決定的に分かつ（＊1）。

＊1　チンパンジーなどの類人猿も言語がわかるかのように喧伝されることがある。こうした反論には、取り急ぎ、次のように答えることで済ませたい。ある動物が言語機能をもつといえるためには、最低限、次の二つの要件を満たす必要がある。一つは、かりに何らかの方法で言語機能の一部を修得したとして、それを人の手を借りず子孫に伝達できること、今一つは、その言語らしきもので嘘がつけることである。

体験の楔

早瀬をじっと見つめている私の意識は、いつのまにかその流れと一体になっていく。豊かな水量とともに流れ落ちる滝を見つめているとき、意識はその中に埋没していく。流れを捉えようと、視線を流れに沿って上から下へと移動させると、その時だけは、ストップモーションをかけたかのように、幾条かの水糸が姿を現す。しかしほどなくそれも掻き消えて、水の迸《ほとばし》りと霧で、画面が一杯になる。

夏の蟬しぐれもまた、聞いているうちに、私の意識をぼんやりとさせる。都心で散発的に耳に入るようなしょぼくれたものでなく、九州あたりの、緑濃い肉厚の葉の生い茂る木々からいっせいに降り注いでくる鳴き声は、私を圧倒する。聴覚空間が蟬しぐれで満たされると、奇妙な静けさがおとずれる。ところが、野暮なことに、「ジージー」とか「ミンミン」といったオノマトペ（擬声語）を聞きとると、とたんに現実に引き戻されてしまう。音が脳に沁み入る忘我から、俗世に呼び戻されてしまうのである。

かつてヘラクレイトスは、「同じ川に二度入ることはできない」と述べた。「万物は流転する」という彼の思想を直截に示す言葉として伝えられている。二度目に入る時には、川が前回と同じ姿をとどめていたとしても、その流れはまったく違ったものになっている。川のように変転するものにかぎらず、すべてのものは時々刻々変化している。私の身体も、七年間でタンパク質の半分が入れ替わる。

それに対し、ヘラクレイトスの弟子であったクラチュロスは、「同じ川には一度たりとも入れない」と述べた。師の言葉に物足りなさを感じたのか、よりラディカルに推し進めた。なぜなら、「同じ川」と言ったとたん、それはすでに反復されているからである。「同じ川には二度入れない」という気のきいたフレーズが言えるためには、「同じ川」がすでに反復されている必要がある。というのも、どの川と同じなのかわからなければ、そもそも意味をなさなくなるからである。

われわれがAという表象を立てるとする。そのときすでにAは反復されている。A＝Aというのは冗語である。ものが同一であるかどうかを言えるためには、すでにものの同一性が成り立っている必要がある。AがAに等しいかどうかを検証しようとするなら、そのときすでに、Aは自分自身に等しくなければならない。

われわれが現象界と呼んできたものは、この表象の同一性をいしずえとしている。もしそれが成り立たないとすれば、すべては流転する。そして私もまた、その流転の中に溶かし込まれていくのである。川の流れが〈見える〉が、川の流れを〈見る〉に変換されるためには、「川」が表象となっていなければならない。

このように表象、とりわけ言語というものは、経験の成り立ちに深くかかわっている。さらには自己の立ち上げに決定的な役割を果たすのである。

前章では、触れられること、見つめられることといった、他者から到来する感覚刺激が、自己の核となる可能性をみた。この感覚的なものから私が立ち上がるまさにその地点に、言語は深く関与している。

言語は脳をフォーマット化する

言語がどれだけわれわれの経験に浸透しているのか、通常、われわれはあまり意識することはない。なぜなら、それはあまりにも深く入り込んでいるからである。

あらためて言語とは何かとたずねられたら、多くの人は、それを「道具」とみなすのではないだろうか。物や出来事を表す記号であり、考えを伝えるための媒体と考えて、とくに疑問も感じない。言語を対象としてみれば、確かにそれは道具というよりないのかもしれない。

しかし、それにしてもよくできた道具である。たとえば眼鏡を例にとってみよう。新しく眼鏡を作ったとき、見え方や装着感がすぐにぴったり合うことはなく、なじむのにしばらく時間がかかる。しかしほどなく慣れて来る。よほどできの悪いものでなければ、そのうち眼鏡をかけていることを意識することはなくなる。身についてくるのである。

言語は眼鏡よりもさらにずっと身に近い。そして、いったん装着したら、一生外すことはできない。

母語というのはこうしたものである。あたりまえのことであるが、母語を身につけなければ、外国語を学ぶこともできない。最初に英語を学べば英語が母語となる。日本人なら日本語の耕したネットワークを母体にして、その上に新しい言語が修得される。これは脳科学的にも裏付けられている。
コンピュータにたとえれば、われわれは言語をインストールするのではない。それは新たに学ぶ外国語の場合である。母語は、われわれをフォーマット化するのである。身体を、そして脳を耕し、経験が展開される舞台を作り上げるのである。
それでもなお、「言語は道具である」という考えから抜け出せない人は、言語の罠にはまっているのである。それは言語が自分の支配を隠蔽するために仕掛けた錯覚である。ウィトゲンシュタインなら「言語のみる夢」と言うところだろう。

ウィトゲンシュタインの青年期の著作『論理哲学論考』(以下、『論考』)は、当初は論理の書として構想されていた。彼が着想を得たのは、ある交通事故の裁判を報じた新聞記事からである。その審理では、事故現場の模型が使われたのだが、そこから彼は、言語と世界が論理形式を共有するという洞察を得た。というのも、この場合、模型は事故という現実の写像となっているからである。それは次のように定式化された。

四・〇一　命題は現実の像である。

(黒田亘訳)

一見して何気ないことであり、どこにそれほどの洞察としての価値があるのかわかりにくい。だが、彼のように言語が自明なものでない者にとってみれば、驚くべき発見だったのである。

四・一二　命題はすべての現実を表出することができるが、現実を表出しうるために命題が現実と共有しなければならぬものを、すなわち論理形式を表出することはできない。
論理形式を表出できるためには、我々は命題と一緒に論理の外側に、すなわち世界の外側に、立つことができねばならないであろう。（同前）

われわれのように、言語のみる夢の中にいる者は、たやすく言語の外に出られるものと思い込んでいる。それどころか、普段から言語の外に立っていると錯覚している。しかし現実が言語によって貫かれているならば、われわれはどのようにして言語の外にでることができるのだろうか。

語りえぬもの

『論考』を執筆し始めたころ、ウィトゲンシュタインは、ノルウェイの寒村にこもっていた。しかし一九一四年、第一次世界大戦が勃発するや、母国オーストリアの志願兵として前線に赴く。この従軍に際して、彼はトルストイの『要約福音書』を携行した。激戦地に配備され、勇敢な戦いぶりで勲章の授与も受けたが、一九一八年、イタリア戦線で捕虜となった。

その間にも『論考』は書き継がれ、草稿は収容所からラッセルの元へと無事届けられた。素朴な写像理論から言語と自己の考察へ、言い換えれば、論理から倫理へと『論考』が転回した背景には、迫りくる死の問題があったとされている。彼の思惟は死の影によってさらに鍛えられた。

死は、死すべきものとしての、個体としての自己を照らし返す。死なないものは個体ではない。死という絶対的否定性を前にした時、人はいやがうえにも個であることを自覚させられる。では彼は、自己をどこに見出したのだろうか。

五・六三一　もし私が「私の見出した世界」という本を書くとすれば、そこでは当然私の肉体についても報告がなされ、また肉体のどの部分が意志に従い、どの部分が従わないか、などについても語られるであろう。すなわちこれは主観を孤立させる方法、というよりむしろ、ある重要な意味において主観は存在しないことを示す方法なのである。つまり主観は、この書物の中で話題にすることのできない唯一のものであろう。（同前）

彼は言語の世界の中に自己がないことに驚く。「私の見出した世界」の中に私はいない。それは視野の中に、それを見ているのが私だということを示すものがないことと同じ構図である。その直後、第二章で引用したように、彼は、自己とは世界には属さず、世界の「限界」であるという結論にたどりつく（五・六三二）。つまり自己は言語の外に立てるわけでもなければ、言語の中にあるわけでもないのである。

人間の意識はみずからの死によって縁どられている。それは自らの死を知ってしまったという不幸と引き換えに得られたのかもしれない。そして人間はこの死を象徴化する。人間にとって、死とは単なる自然現象（ピュシス）ではなく、象徴的なもの（ノモス）である。それを端的に示すのが、葬式を執り行い、墓を建てるという、人類にほぼ普遍的にみられる文化である。

それ以前に、死の象徴化をダイレクトに示すのが、「死」という言葉である。死は言語の世界の中に取り込まれる。ただ、これにはからくりがある。

確かに「死」という言葉によって、われわれは死を知る。しかしその死は、反復可能であり、交換可能である。知るためには致し方のないことであるが、それによって、私の死も、他人の死も、同じ「死」という言葉でくくられる。すでに死んだ人の「死」も、まだ生きている人の「死」も、同様である。さらには「死」は「生」と対置され、同一平面上に置かれる。それゆえ死のもつ絶対的な断絶は、言語化され、それを知った時点で失われる。

しかし、いったん言語はみずからのうちに死を「死」として取り込みつつ、言語では語りえないものとしての〈死〉を、その向こう側に示すのである。からくりというのは、こうした転倒した機制のことをいう。

このように、言語は取り込めないはずのものを言語化し、そしてその彼岸に語りえないものとしてそれを示す。ただし、われわれは言語の外には立てない。そのことをもって『論考』は結ばれている。すなわち、

七　語りえないことについては、沈黙しなければならない。

（同前）

私、今、ここ

この一節の「語りえないこと」には、何が当てはまるのだろうか。まずは今しがたみた〈死〉であろう。ただ、それに留まるものではない。神であるかもしれない。『要約福音書』を携えていたことが示すように、ウィトゲンシュタインは無神論者ではない。そして何より、この「語りえないもの」とは、死すべきものとしての〈自己〉ではないだろうか。

言語はわれわれの身体に深く浸透し、われわれの経験は徹底的に言語によって貫かれている。しかしその言語の世界の中に、言語がみずから決定できない項が含まれている。いわゆる「シフター」(shifter = 転換子)と呼ばれるものである。

シフターとは、話し手との関係によってしか決定されない言葉である。代表的なものは、「私」、「今」、「ここ」の三つである。「私」とは、話しているその当事者であるが、そのように言葉で定義するだけでは機能しない。なぜなら、言語は誰が話しているのかを決定することができない。実際に話しているこの〈私〉を、言語は示すことができない。「ここ」もまたしかり、誰にとっての〈ここ〉によって決まる。「今」もまた、話している人の〈今〉である。

シフターが示しているのは、語りというダイナミックな様相において、言語は言語によっては規定できないもの、言語構造の外部へと開かれるということである。徹底的に言語によって貫かれているはずの私が、一瞬、その構造を超過する。ラカン的な用語でいえば、ここではサンボリックなもの（象徴的なもの）としての言語のさなかに、それを超過するリアルなもの（現実的なもの）が拍動している。

両者は単に対立する関係にあるのではない。サンボリックの展開の中で、リアルなものは到来する。言い換えるなら、いったん言語を経ないと、言語を絶したものは示されないということである。他ならぬこの〈私〉もまた、言語を経由して示されるのである。

叫び

われわれの経験は、表象の反復可能性によって形作られる。つねにすでに反復されたものとして与えられる。

この現象界の掟を破るものがあるとすれば、一つはトラウマである。圧倒的なものとして、それはすでにはりめぐらされた象徴機能を突き破り、麻痺させてしまう。もう一つは、事象の流れの中への埋没である。ただしその時には自己は消滅している。

では、われわれの通常の経験は、つねに二度目でしかないのだろうか。そうだとすれば、一度目のない二度目という奇妙なものとなる。ここで一度目を探りあてるために、われわれが言葉を修得する原初的な場面を想定してみよう。

生まれて間もない赤ん坊は、まったくの無力な状態に置かれている。その子にできることは、せいぜい言葉に分節化されない叫びをあげること、つまりは泣くことくらいである。

胎内という満ち足りた環境から放擲《ほうてき》されると、保たれていた生物学的な均衡が破れる。早晩、さまざまな不快な事象が沸き起こってくる。空腹、排泄物による汚れ、発熱、眠気、痛みなど。しかし赤ん坊は、それらを弁別することができない。できるのは、泣くことだけである。もちろん、泣くだけましである。赤ん坊の叫びは、あてもなく発せられるようにみえるが、その子の中に生じた不調和、ラプチャーに由来し、それを表現している。さらにはそれを一時的に埋め合わせている。だが赤ん坊にできるのはせいぜいここまでである。

この状況が打開されるのは、泣き声を聞いた者、すなわち母の介入による。それ以外にはありえない。母はまず、叫びの中に志向性の萌芽を感じるだろう。そしてその意味を読み取ろうとする。「おっぱいがほしいのかしら」、「おむつが濡れたのかしら」、「熱があるのかしら」、「むずかっているだけかも」など。

たとえば「お腹がすいたのだろう」と思って、授乳する。乳児は乳房に吸いつき、勢いよく乳をのみ込む。時に勢いあまってむせかえるが、一呼吸おいてまた吸い始める。母はそれをみながら、目を細める。しばらくすると、乳児は満ち足り、乳房を含んだまま、胸の中で安らっている。別に母子関係を理想化しようともくろんでいるわけではない。そうではなく、ここで示そうとしているのは、この場面でとてつもない深淵が跨ぎこされようとしていることである。

「僕はお腹がすいていたんだ」

まず第一に、乳児の心は、母の想像力がなければ立ち上がらない。わけのわからぬ感覚に翻弄されたまま漂流することになる。重要なのは、想像する内容ではない。いつも見当違いばかりというのも困るが、より大切なことは、想像の前提となること、つまりは赤ん坊の中に「心がある」と母が想定していることである。つまりは母における「心の理論」である。

第二に、乳児は自分が何を経験しているのかをあとから知る。乳房を含まされ、満ち足りて、自分の中に起こったことが「空腹」だったとはじめてわかるのである。この母の応答がなければ、赤ん坊の泣き声は、むなしく虚空をさまよい続ける。

さらに付け加えておくと、母の想像力と応答が乳児の中に起こった出来事に「空腹」という名を与えることに成功したとしても、取り残されるものがある。それは名づけることに回収できない何かである。このあとに取り残されたのは、抱かれることかもしれないし、口腔内に乳を含んだ感触かもしれない。あるいはもっと端的に、不安や孤独から守られたい、さらには愛されたいという願望なのかもしれない。

まず第二の契機から考えてみよう。ここで示されているのは、「あとから」という表現にみられるように、「事後性」という機制である。乳児は自分の中に最初からまとまった体験があり、それに名を与えてもらう、というわけではない。「空腹」という名が与えられてはじめて、自分が何を体験していたのかがわかるのである。

これは第三者の観点からの記述である。当事者にとってみれば、これはすでに済んでしまったことであり、知るよしもない。あるのは「空腹」と表象されるなじみある感覚であり、それはすでに反復可能なものである。そして、「空腹」という自分固有の内的体験があり、しかるのちに

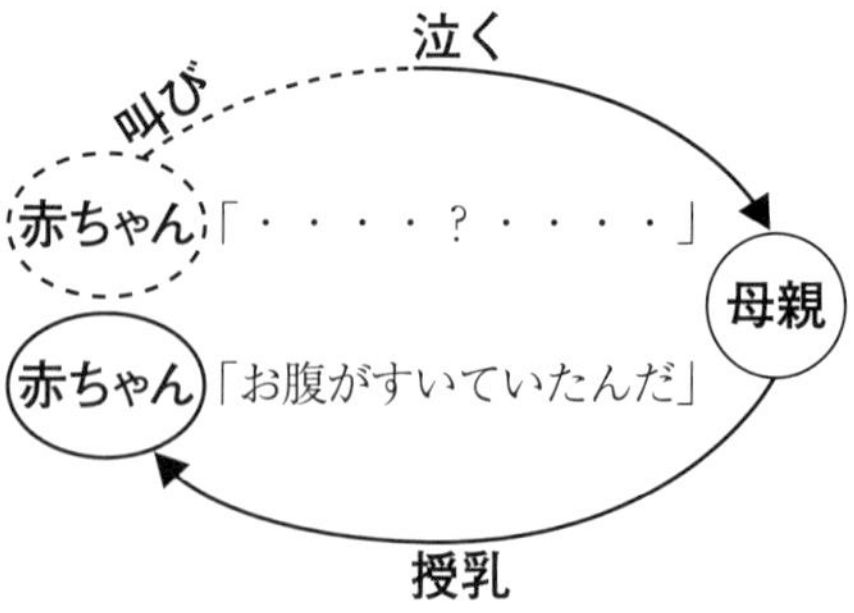

図5　経験は事後的に成立する

それを「腹がへった」と表現するのだとしてはばからない。これもまた言語の与えた錯覚である。

その際、言語によって隠蔽されるのは、母から応答が返ってくるまでのラグである。当てもなく発せられた叫びに、タグがつけられ、経験としてところを得るまでの、ぞっとするような深淵である。乳を含まされた乳児の心の中を想定するなら、「ああ、僕はお腹がすいていたんだ」となるだろう。

ここで再び、遅延とその取り戻しという構図が見出される。例の、リベットの〇・五秒である。ただしここでいう〇・五秒とはもはや符牒であり、自然科学的に計測される時間からは離陸している。

聞き届けられること

われわれはこの深淵を忘れている。しかし深淵は決してなくなったわけではない。それどころか、いつも知らぬ間に跨ぎ越している。

言葉を発するという基本的な営みを考えてみよう。その起源をたどると、赤ん坊が泣くことに行きつく。もちろんわれわれの発言は、ほとんどの場合、言語的に分節され、意味をなすものである。両者の間には随分と隔たりがあるように思われる。

しかし、語っているその行為のさなかにおいて、われわれは自分を完全にコントロールできているわけではない。語り終えるまで、つねに迷走する危険がはらまれている。あらかじめ準備して語る場合でも、終わってみないとわからない部分はつねにつきまとっている。それどころか、意図したことと実現したことの間にずれが起こることは不可避である。もしぴったり一致したなら、かえって奇妙な事態となる。

なぜだろうか。それは語り終えるまで、意味は確定しないからである。もしあらかじめ用意されたことをそのとおり語ってそれでおしまいということであれば、オートマトン（自動機械）と変わるところはない。実際にはそうなってはいない。

語りは他者に向けられている。眼前にいるかいないかは、この場合問題ではない。ここでいう他者とは、われわれの言動に承認を与えたり、時として与えなかったりする他者である。いずれの場合でも、いったん受けとめる他者である。

われわれは、はじめに確たる自分の考えがあり、それを言葉に翻訳しているのではない。一度他者に投げかけているのである。他者に聞き届けられて、それはようやく私の考えになる。

そしてわれわれはこの他者をコントロールすることはできない。というのも、それが他者たるゆえんだからである。この他者にいったん委ねるよりないのである。

前章では、視覚や触覚という感覚が自己を立ち上げる場面について考えた。その際、見ることよりも見られること、触れることよりも触れられることが、先だっていることが見出された。これは欧米の主体中心主義的な発想にとってしばしば盲点となる。それは精神分析などの脱中心化を経た思想においても同様である。

この「される」ことの先行性は、語りの場面でも認められる。つまり、語ることよりも、聞き届けられることの方が、経験の成り立ちにとって重要な契機となる。というのも、聞き届けられることによって、語りの地平が拓かれるからである。

呼びかけられること

さらに重要な契機が、呼びかけられることである。先ほどの授乳の場面に即していえば、第一の契機である「心がある」という想定にかかわる。呼びかけはそれと対をなしている。というより、他者の呼びかけが、心を立ち上げるのである。

呼びかけるというふるまいは、いつも人間に向けられるとは限らない。犬や猫はもちろんのこと、ハムスター、さらには昆虫にもわれわれは呼びかける。人形のように生命のないものにも呼びかける。細菌やウイルスとなるとちょっと難しいが、場合によっては、山や樹木に語りかけることもあるだろう。そこに心を想定できるなら、われわれは呼びかける。ただし、それに呼応して、実際に心というものが立ち上がるのはホモ・サピエンスの間に限られる。

ここで、先ほど指摘した「語り」の中のダイナミックな様相がたち現れる。そのとき言語の外という次元が、一瞬、開示されるのである。

かりに、「君！」と呼びかけたとする。これに対して、相手が応答するかどうか、ここには賭けがある。応じる保証はない。応じなければ不発に終わる。先ほどのシフターの論理を思い起こしてほしい。「君」という言葉が誰を指しているのか、言語の内部では決定できないのである。理屈の上では、誰でもが「君」になりうる。それがほかならぬ君であることを示しているのは、言語ではなく、呼びかけに含まれる志向性である。

受け取る側にも賭けがある。たった今耳に入った「君」という声は、自分のことでないかもしれない。振り返って、相手がうなずいてくれたら、そこではじめて自分のことだったとわかる。時として間違えることもある。間違えると、とてもバツが悪い。

カクテルパーティ効果というものがある。賑やかなパーティ会場にいても、自分の名前が呼ばれたことを、われわれは聞きわける。自分の名前が聞こえたとき、それが他人の間で自分が話題になっているのか、それとも自分を呼んでいるのか、大体のところは見当がつく。名前でなくとも「君！」と呼ばれただけで、それが自分のことであるとわかるものである。

では、何によってだろうか。「君」という言葉だけではわからない。プロソディ（韻律）によってであり、そして何より、呼びかけに含まれる「志向性」によってである。われわれの脳は志向性を感じ取るのである。

この場合、勘違いすることは問題ではない。もし重大な問題があるとすれば、この志向性に気づかないことだろう。

哲学者の村上靖彦は、ある自閉症児の興味深い発言を紹介している。その子は同じことを何度も聞き返すのだが、彼自身が説明するところによると、「一回目は音がする。二回目は声がする。三回目で何を言っているのかがわかる」とのことである。

ここには自閉症児の中で、物理的な現象がゆっくりと言語にまとまりあがるプロセスが描かれている。三回目にして、彼はようやく意味にたどり着く。志向性は、二回目の「声がする」時点で、気づいている可能性はある。だが、単に人の声だとわかっただけであり、物音や動物の鳴き声と弁別しただけなのかもしれない。その声がまさに自分に語りかけているということには、最後まで気づいていないかもしれない。

スキゾフレニア（統合失調症）では、逆に志向性を読み取りすぎるという現象が起こる。たとえば自分とかかわりない人々の話や仕草が、自分に向けられたものと直観する。勘違いというのではない。勘違いなら、ほどなくそれに気づく。むしろ彼らは「そんなはずはない」、「勘違いではないか」と戸惑いながら、どうしてもそう感じてしまうような世界の中に入りこんでしまっている。

声とまなざし

呼びかけられて立ち上がるのが、すなわち自己である。最初から確固とした自己があって、待ち構えていたところに、呼びかける声を聞くのではない。呼びかけに呼応して、自己が立ち上がる。そして呼びかけられていたことに、少し遅れて気づくのである。呼びかけられることとは、自己にとっては、いつまでたっても不意打ちである。われわれはそこで、自分のあずかり知らぬ、最初の自己の立ち上げを反復している。

他者の「君！」に呼応して「私」が立ち上がる。他者は私に決定的に先行している。そして、私は「他者の他者」として生成する。

これは前章でみたまなざしの場合と同じ構図である。私は他者のまなざしを受けて覚醒する。その時、私は他者にとっての他者である。しかし微妙に異なる点もある。

まなざしは、その威力において圧倒的である。相手を対象化する力において、はるかに声を凌駕する。相手が視線をはずしてくれないかぎり、その脅威は去らない。

しかし、私は相手のまなざしに対して、自分のまなざしを向け返すことができる。場合によっては、相互に対象化する力のせめぎ合いから、抜き差しならぬ状況に陥ることもある。さらには相手を見返し、圧倒してしまうことさえ起こりうる。

他方、声の場合、それは呼びかけであって、対象化ではない。そして相手が応答してくれなければ、呼びかけは空をきる。

声はまた、すぐさま退場する。たとえ相手が気づいたとしても、そのとき声はすでに現前していない。だがこの刹那性は、逆説的にも、まなざしとはちがった圧倒的な非対称性を声に与える。つまり、声は決定的に先行している。すでに消え去ってしまった以上、まなざしの場合のように、相手を見返すようなことはできない。声には応答するか、しないかのいずれかである。そして、たとえ応答しなくとも、それもまた一つの応答である。呼びかけを聞いてしまった以上、そこから逃れることはできない。

人は自分の発した言葉に、どこまで自分の影をとどめることができるのだろうか。時の経過とともに、ほどなく忘れられるのが常である。だが、死後においてさえ、言葉の主が回帰してくることがある。これは天才の一つの類型である。詩人、軍人、政治家、そして宗教的指導者の天才にはこうしたタイプが多い。キリストは、まさにその典型だろう。

しかし、キリストのような破格の天才を持ち出さなくとも、われわれは残された言葉に、志向性を感じ取る。言語はみずから語る。そしてわれわれに訴えかけてくる。それがモノとコトバの違いである。

言葉が語りかけてくる時

例外的に、言葉を獲得する局面を後から振り返って語ることができる人がいる。最もよく知られているのは、ヘレン・ケラーの場合だろう。

家庭教師のサリバン先生がヘレンを井戸のところに連れていき、水を彼女の手のひらに流しては、**w-a-t-e-r**と指でなぞることを繰り返す有名なシーンがある。この瞬間、ヘレンはついに言葉の世界に入るのだが、そのときのことを次のように回想している。

何かしら忘れていたものを思い出すような、あるいはよみがえってこようとする思想のおののきといった一種の神秘な自覚を感じました。この時初めて私はw-a-t-e-r《ウォーター》はいま自分の片手の上を流れているふしぎな冷たい物の名であることを知りました。この生きた一言が、私の魂をめざまし、それに光と希望と喜びとを与え、私の魂を解放することになったのです。もちろん、まだまだ数知れぬ障害物が残ってはいましたが、それはやがて取り除くことのできるものばかりでありました。……こうして物にはみな名のあることがわかったのです。しかも一つ一つの名はそれぞれ新しい思想を生んでくれるのでした。そうして庭から家へ帰った時、私の手に触れるあらゆる物が、生命をもって躍動しているように感じはじめました。

（『わたしの生涯』岩橋武夫訳）

このときヘレンに閃いたのは、単にw-a-t-e-rというコトバと、水というモノの結びつきではない。彼女は一挙に、「物にはみな名のあること」を悟ったのである。「みな」という表現が物語るように、言語というものが、あまねく世界に浸透しているという、ウィトゲンシュタインが発見したのと同じ構造を見出したのである。

ウィトゲンシュタインがここから自己の場所を求めて苦闘するのに対し、ヘレンにとって、この言語の獲得は悦びに満ちたものであった。「私の手に触れるあらゆる物が、生命をもって躍動している」というように、ヘレンにとって、コトバはモノに息を吹き込むものだった。コトバと

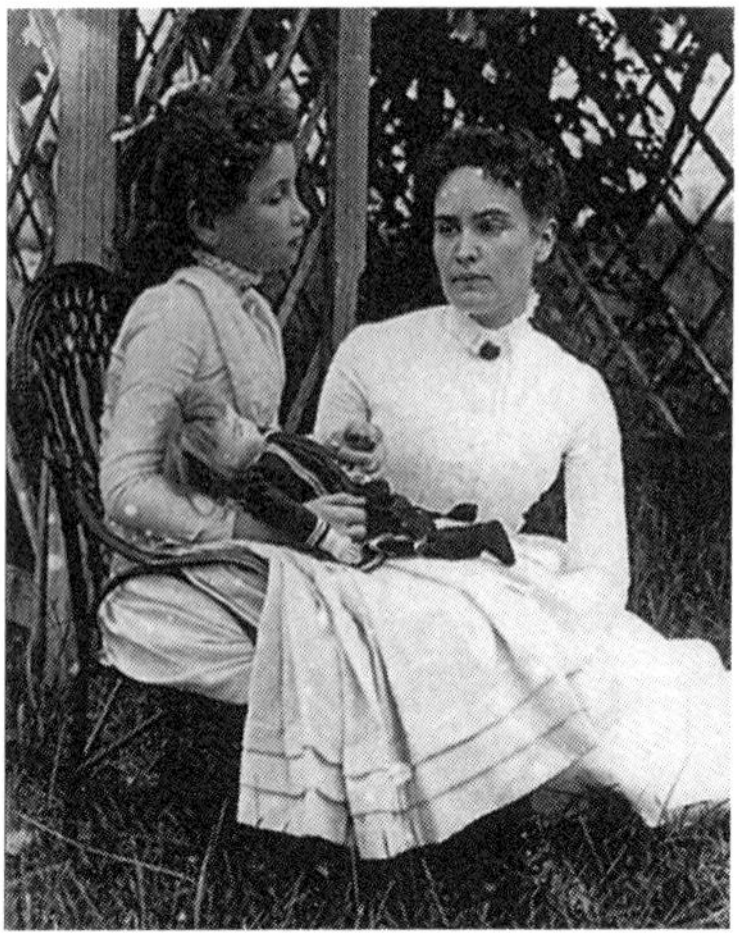

図6　ヘレン・ケラーとアン・サリバン

ケラー 8歳の頃（1888年）

化したモノが彼女に語りかけてきたのである。ちなみに『論考』の時点で、ウィトゲンシュタインは言語がみずから語ることには、まだ気づいていない。

言葉が語りかけて来るという志向性の起源を求めれば、おそらくは他者の呼びかけにたどりつく。自己を立ち上げた志向性である。自己の中には、おのれに先立って、おのれを呼び起こした他者の呼びかけの痕跡がある。

言葉はその痕跡を、そのつど賦活《ふかつ》する。そして私が立ち上がり、差し向けられたことに気づく。もちろん、日常経験においては、それほど強い賦活は起こらない。私を出し抜くほどのものは滅多に到来しないだろう。

だが、時として、気を揉ませるものがやってくる。ハイデガーは、モノと記号の差について、記号は「気を揉ませる」ものであると看破した。たとえば結び目のあるハンカチがさりげなく自分のデスクの上に置かれていたとする。それはすでにモノではない。私に何かを語りかけて来るものとなる。あるいは、足跡が池に向かって付いていたとする。何か不吉なものをふと感じる。身を投げたのだろうか。あるいはもしかしたら、欺くために池の縁から後ろ向きに歩いて足跡を付けたのだろうか。こうして記号の背後にある他者の意図がわれわれの気を揉ませる。

スキゾフレニア（統合失調症）では、われわれが気にも留めないことが、しばしば語りかけてきて、気を揉ませる。道行く人の服の色、電車で向い合せになった人の仕草、ちょっとした咳払い、あるいはまばたきなどが、何かを暗示しているように感じられる。ひどい時には、まるで鏡に取り囲まれたかのように、あらゆることが何かを意味し、語りかけてくる。それらが目指してくるのは、私の中にあるかつて他者が呼びかけた痕跡である。

通常は、このように他者の痕跡がむき出しになることはない。自分の知らないところに身を隠している。のちにみるように、スキゾフレニアでは、われわれの経験の向こう側にある、最初の呼びかけが立ち現れてくる。

現前からの離陸

話をヘレンに戻そう。ヘレンにとって言語の獲得が悦ばしいものであったことには、もう一つ理由がある。それは、言葉によって、彼女が現前性の呪縛から解き放たれたことである。

フロイトの「快原則の彼岸」の中に、有名な糸巻き遊びの例がある。彼はある日、自分の孫が、紐のついた糸巻きを寝台の下などに投げ込むと「オーオーオーオ（フォルト fort）」と叫び、紐を引っ張って手元に引き寄せると、「ダー（da）」と喜びの声をあげるのを繰りかえす光景に出くわした。糸巻きは母を代理しており、子どもはそれを操作しながら、さらに「フォルト（ない）」と「ダー（あった）」という言葉によって置き換えたのである。

ここで子どもが獲得したのは「ない」ということである。これは言語にしかない。それ以前には、端的に、あるものはあり、ないものはそもそもないのである。「ない」とすらいえない。「ない」という言葉とともに、不在が表象され、経験可能なものとなる。

子どもは「ない」という言葉によって、母という根源的な対象がいないことを表象する。絶対的無を表象世界内部の「無」に変換したのである。そして不在を耐え忍ぶようになる。さらにはフロイトの孫のように、表象の次元で操作し、遊ぶことさえ可能になる。

言語の世界では、母だけでなく、すべてのものには否定のしるしが穿たれている。コトバを獲得した時点で、モノの世界からは離陸している。それによって、人は現前性に張り付き翻弄される状態から解放されるのである。

だがその陰には、直接的な現前性の喪失というトラウマが残されている。これは言語を獲得した者の宿命である。原初的対象であるはずの母は、言語を獲得した時には、すでに表象としての母へと変貌している。「根源的メランコリー」とでもいうべきものである。

ヘレンにおいても、その喜びの裏に、このメランコリーの影がチラリと顔を覗かせている。それは「何かしら忘れていたものを思い出すような」という一節に現れている。この不思議な感覚は、言語の世界が彼女にとっては初めてであるはずなのに、すでに反復されたもの、つまり一度失われたものとして現れたことに対するものである。それはもはや帰る先が決定的に見失われてしまったというノスタルジーに縁取られている。

そして意味を固有化する

声とまなざしについては、重要な相違点がもう一つある。それは、まなざしと異なり、声はその主と容易に分離することができるということである。

いったん、言葉を投げかけた以上、それはその人のもとを離れる。呼びかけたという圧倒的な非対称性は解消されないが、言葉自体は誰のものでもなくなる。たとえかのキリストがのたまわれた言葉であっても、神学生ですら唱えることのできる道理である。これは言語がシステムとして自律するための条件である。

他者から私に投げかけられたコトバは、他者から、そして他者の意図から切り離されて受け取られ、それに対して、私なりの解釈を与えることが可能である。さらには、私が、私の意図を託して、コトバを発する。私は、あたかも自分がコトバを操っているかのように思い込んでいる。

私の中に突然、ある感覚がわき起こる。「痛い！」と私は叫ぶ。それを聞いて、人は驚いて振り向き、「痛いの？」と聞き返す。このとき、私は私の感覚に名前をつけ、表現したのだと信じて疑わない。

だが、ここで授乳の場面を思い出してほしい。乳児は母の振る舞いによって、自分の中に沸き起こった得体の知れぬ感覚が「空腹」であったことを知るのだった。痛みもまた同じ構造をもつ。われわれはそれが「痛み」であること、そしてそれにふさわしい表現の仕方をどこかで他者から学んだのである。

このプロセスを経て、痛みははじめて私固有のものとなった。つまり「痛い！」よりも「痛いの？」の方が先行しているのである。ところがここで転倒が起こる。つまり最初から自分固有の感覚があったのだと信じて疑わないようになるのである。

さらに、「痛み」という言葉は、私にしかわからないはずの私固有の「痛み」も、私には決して分からないはずの他人の「痛み」も、同じ「痛み」として強引にくくり上げてしまう。それによって、私は、私の痛みが他人にわかってもらったように思う。さらには他人の痛みがわかったかのように思う。他者から教えてもらったはずなのだが、いつのまにか、自分の痛みと同類のものとして、他者の痛みを類推しているのである。

神は無から創造し、人間は「無」を創造した

言語は人間固有の事象である。自然、すなわちピュシスの中にはない。ノモス（法、掟）の側にあり、もっともそれらしきものである。

言語がノモスたる所以は、何といっても命名にある。名を与えることである。それはもともと神の御業《みわざ》に属する。『創世記』では、創造と命名は一体となっている。ヘブライの神は、創造とともに名づけるのである。そこでは過不足なく世界と言語は一致している。

ベンヤミンによると、この神は言語を人間に解き放つ。それによって人間は神に代わって命名し、神の創造を完成させる課題を与えられる。

だが、人間はここで堕罪する。知恵の果を食べることにより、対象をもたないものを命名するようになる。それはまず善悪である。神がはじめに創造した世界、すなわちピュシスの中には善も悪もない。

対象をもたないもの、そのもっとも根底にあるのが〈無〉である。神の「よし」とする世界にはあるべくもないものである。それを人間は命名し、生み出してしまったのである。

神は無から創造し、人間は「無」を創造した。ある意味で完全無欠であるはずの神の、唯一の瑕疵《かし》をピンポイントで名指してしまったともいえるだろう。神の怒りをかうのもやむからぬことである。楽園追放ののち、人間はつねに罪悪感の影におびえなければならない。

これはあくまでヘブライ的な世界観のもとでの話である。だが、無を命名することは、人間の言語一般のもつ機能である。そして自己の成り立ちにとってきわめて重要な役割をはたす。それはまさに固有名による命名である。名を付けられることである。それは言語が最も強力に自己を立ち上げるモメントである。その衝撃は、第二章における、まなざしの電光石火が自己を立ち上げるのにも比肩される強烈なものである。

固有名とは何かについて、かねてよりフレーゲやラッセルの「記述説」とクリプキの「因果説」の対立がある。前者は、固有名は記述の束に還元できるとするものである。この説には、自己の成り立ちとの関連でみるべきものは何もない。後者は、固有名の指示する機能は最初の命名儀式に求められ、以後共同体において伝承されたものであるとする立場である。

人の固有名の意義は、まさにこの命名という一撃にある。もちろん親をはじめ命名する人たちは、さまざまな思いをこめて、子どもの名を考え、そして名づけるだろう。だがそれは自己そのものの成り立ちにとって本質的なことではない。

命名の一撃が、自己のコアを与える。それは志向性そのものであり、中身はない。つまり〈無〉なのである。

この章では、呼びかけに応じて立ち上がる局面において自己の成り立ちをみた。その原型は、まさにこの最初の命名にあったのである。そこで与えられた〈無〉を核として、自己は形成されていく。

固有名は〈無〉を穿ち、そしてそれに蓋をする。「汝を傷つけた槍だけが汝を癒す」のである。

最後に「言語のみる夢」が何であるのかまとめておこう。正確に言うなら、自己が言語によってみさせられる夢である。荘子をもじるなら、自己は言語のみる夢の中にいる。

まず第一に、自己は自分で言葉を操っていると思い込んでいる。第二に、自己は自分の内的体験なるものが最初からあると思い込んでいる。第三に、その内的体験が他者に伝達できると思い込んでいる。そして〈言語以前〉があると思い込んでいるのである。

さらにもう一つ付け加えるなら、はじめに自己があり、そこに名がつけられたのだ、という思い込みである。

ではこの夢から醒めることはないのだろうか。かつて自己は、呼びかけによって、さらに根源的には命名によって、立ち上がった。言語におけるリアルなものによって目覚めたのである。それは自己に先行し、到来した痕跡を後に残した。だが同時に、この起源は、言語のサンボリックな構造によって隠蔽される。言語の与えた傷は、言語によっておおわれるのである。そしてわれわれは言語のみる夢にまどろむことになる。

だが、リアルなものへの通路が閉ざされたわけではない。われわれが語りかけられる時、言葉は私の中の痕跡を刺激している。起源が密かに反復されているのである。他方また、われわれが語るとき、言語の外という次元が、一瞬、開示される。それはすぐさま閉じられるのだが、それは語りが他者に受け取られ、サンボリックな次元に回収されるからである。

それゆえ、リアルなものは決して姿をくらましたわけではない。それは語りという、ごく日常的な次元に降り下って来ているのである。

第四章

ピュシスとノモス——はじめに何が廃棄されたのか?

人間の堕落が単に動物になることなら、それはむしろ願わしいことだろう。
しかし残念なことに、人間は動物の下か上のいずれかにしか立つことができない。
（シェリング『人間的自由の本質について』）

われわれの目覚めた意識には、どこかしら哀しみがまとわりついている。時として、それはうしろめたさ、あるいは疚《やま》しさといったものを携えている。そしてこれらの感情は、目覚めた世界の中に明確な対象を見出すことができない。

この意識にまとわりつく哀しみは、自己が自己として目覚めたことの哀しみである。言い換えるなら、まどろんでいた故郷を失った哀しみである。それははるかかなた、歴史の彼岸にある「太古《いにしえ》」とでもいうべきものかもしれない。そしてうしろめたさや疚しさは、この故郷を殺害してしまったかもしれないという戦慄の残響である。

この存在の古層を、ここでは「ピュシス」と呼ぼう。ピュシスとは端的に自然のことである。そして、それと対をなすのが「ノモス」である。ノモスとは法あるいは掟のようなものを指す。それは自然には書き込まれていない。

動物の世界はピュシスでだけ自足している。自然の次元で過不足なく営みが行われている。もちろん、自然界にも生物界にも法則はある。しかしそれは外から書き込まれたものではない。ピュシスの発露がそのまま法則になったままでである。それはノモス（掟）のように、侵犯されたり、書き換えられたりすることはない。つまり〈生＝法〉の等式がなりたっている。

しかし人間の場合、ピュシスには亀裂が入っている。根源的な不調和がすでに胚胎しており、生と法は一致しないのである。そしてピュシスはつねにノモスという片割れによって代補されている。

とはいえ、両者の関係は一筋縄ではいかない。常識的な見方をするなら、ノモスは人間のピュシスの欠陥を補塡するものであるようにみえる。たとえばインセスト・タブー（近親相姦の禁止）という掟がある。ノモスの原型のようなものである。これは動物には無用のものだが、人間の場合には必要不可欠なものである。かようなまでにわれわれの本能（＝ピュシス）は壊乱している。

だが、逆の見方もまた可能である。つまり、ノモスこそピュシスの亀裂を作り出すものであるのかもしれない。たとえばインセスト・タブーにしても、わざわざ禁止するからこそ、不自然な欲望が頭をもたげるのではないだろうか。「するな」といわれれば却って気になるものである。もしかしたらインセスト・タブーとは、多型倒錯である人間に対して、侵犯の方向を一つに束ねる効果をもつのかもしれない。

両者の序列もまた一筋縄ではいかない。普通に考えれば、ピュシスがまずあって、そこにノモスがやってくる。あえて順序をつけるならそのようになる。しかしそう単純に言い切れるものだろうか。ノモスの一撃がやって来て、しかるのちに、「ノモス以前」という次元が開かれるのかもしれない。

この章では、ピュシスとノモスという観点から、自己の成り立ちを考えてみたいと思う。これは意識の系統発生をさぐる試みである。その際、重要になるのは「神話」である。というのも、自己が自己の起源を問いにふすとき、歴史的なもののその向こう側にある次元がたちあらわれてくるからである。そして神話は自然と歴史、あるいはピュシスとノモスの狭間で語られるものである。

哀しみのニオベ

手始めに、ピュシスとノモスのイメージをつかむために、哲学者森田團の論考を参照しつつ、ニオベの神話を取り上げよう。これは意識にまとわりつく哀しみの物語でもある。

《ニオベはギリシア神話において、「原母」とされている女である。彼女はいまだ神々と人間の間が分かたれていない時、二つの世界を行き来していた。彼女は神々の中でもレトという女神と親しくしていたのだが、ある時、自分が一二人の子どもの母であることを誇り、レトが二人の子どもしか生めなかったことを嘲笑《あざわら》った。それがレトの怒りをかい、レトはその二人の子どもであるアポロンとアルテミスに命じて、ニオベの一二人の子ども全員を殺してしまう。悲しみのあまりニオベは石となって、永劫の悲嘆のうちに閉じ込められることになる。》

ニオベ伝説は、ベンヤミンが神話的暴力のプロトタイプとしたものである。ベンヤミンは、石となったニオベを、神々と人間の秩序を分かつ境界とみなす。

ニオベはピュシスそのものであり、多産で豊饒な自然を体現している。そしてニオベの笑いには悪意がない。それはその豊饒なるピュシスから溢れ出る底意のない天真爛漫なものだった。レトの子どもの数が少ないのが、彼女にはただただおかしかっただけである。

ニオベの石は神々と人間界の境界をしるしづける。同時に、それはピュシスとノモスの分割でもある。ピュシスの側にいるのはヘレニズムの神々である。そして人間はノモスの世界に棲むことになる。

ベンヤミンは石と化したニオベに、法の措定にまつわる暴力を読み取っている。それはすでに制定された法が、それを侵犯する者に対して行使する暴力ではない。法そのものが制定される際に振われる暴力である。

ここで気をつけなければならないのは、ニオベは単に天真爛漫であっただけでなく、法を犯したわけでもないということである。なぜなら、彼女の笑いは、法がまだ制定されていないところで発せられたものだからである。それが嘲笑とみなされ、悪とされるのは、レトの一撃のあとの世界で、そのように判断されるのである。

ニオベは法以前に行った行為を贖《あがな》わされている。それゆえ贖うことが不可能であり、永遠に石のままにとどまらざるを得ないのである。ニオベの石は法と法以前を区切るものであり、そのどちらの世界にも入らない。

われわれが人間の世界に入る時、こうした理不尽な暴力に遭遇する。そのほとんどは忘れられている。しかしわれわれのどこかに、ニオベの哀しみが刻み込まれているのではないだろうか。

ニオベ伝説にみるように、神話の中には、ノモスとピュシスが分割された端緒が書き込まれている。しかしいったん立ち上がったノモスは、歴史と神話を分けるように命じる。それが法としてのノモスである。

ノモスの設定によって自然から歴史が離陸する。しかしその離陸の端緒は歴史自体の中には書き込まれない。それゆえ神話が産み落とされることになる。だがその真理は、ノモスによってただちに切り下げられることになる。神話は絵空事だというわけである。ニオベの石は、その沈黙のうちに、どのような暴力が行使されたのかを告発してはいないだろうか。

エディプスを読み返す

レヴィ＝ストロースは、未開民族の研究において、インセスト・タブーが自然と文化を分かつ最初のものであることを見出した。つまりはミニマムなノモスである。他方、フロイトは一九世紀末のウィーンで、エディプス・コンプレックスを発見した。このようにインセスト・タブーは、未開／文明を問わず見出されるものであり、人間にとって普遍的なノモスであると考えても差し支えないだろう。

「エディプス王」は近代人のミニマムなノモスを物語るものとして、フロイトによって掘り起こされた。いうまでもなく精神分析の要石である。ここで簡単に振り返っておこう。

《エディプスはテーバイの王ライオスとその妻イオカステの間に生まれたのだが、「この子どもは父を殺し、母と交わる」と予言されたため、山中に捨てられた。そのときに足に釘をさされて腫れ上がったために、「腫れた足（エディプス）」と名付けられた。本来は殺されるはずだったが、良心の痛みを感じた羊飼いの計らいによって、エディプスは子どものいなかったコリントスの王家へと預けられた。

みずからの出生を知らぬまま成長したエディプスであったが、やがて自分がコリントス王の実子ではないという噂に悩み、アポロンの神託を求めてデルフォイに赴く。しかしそこで得たのは、「もし故郷に帰れば、汝は父王を殺し、母と褥《しとね》を共にすることになるであろう」という予言であった。

エディプスは、この予言を恐れ、コリントスには戻らずにそのまま出奔するが、その途上、狭い三叉路で、二頭立て馬車に乗る老人と従者の一行と出会い、押しのけ合いから争いとなって、一行を殺してしまう。

やがて、エディプスがテーバイの都にまでたどりついたところ、都は大混乱に陥っていた。ただ一人逃れて帰った従者の話では、王の一行が山賊に出会い、皆殺しにされたと言う。エディプスはまだ気づいていないが、彼が殺した老人こそ、彼の実父、ライオスであった。

折から、テーバイ郊外の丘には怪物スフィンクスが現れて、人々を悩ませていた。その下を通る者に謎をかけ、解けないと捕って食う。神託は「この謎を解けば、スフィンクスの災いはおのずから除かれるであろう」と告げていた。

王を失ったテーバイでは、王妃イオカステの弟クレオンが摂政に立ち、「スフィンクスの謎を解いてこれを退治した者を、イオカステの夫としテーバイの王とする」と触れを出していた。

スフィンクスが出す謎とは、「一つの声を持ち、二つ足にして四つ足にして三つ足なるものが、地上にいる」「それが最も多くの足に支えられて歩くとき、その肢体の力は最も弱く、その速さは最も遅い」というものであった。

エディプスは、スフィンクスの退治をかって出て、その謎の答えを「人間」と解く。謎を解かれたスフィンクスは谷に身を投じて死に、エディプスは王位に就いて、イオカステを妻とした。こうして、予言は全て成就した。

エディプス王は、イオカステによって二男二女を儲けるが、やがて、テーバイには凶作が続くようになり、さらに悪疫が流行し、国運が傾き始める。これの原因をたずねて得た神託は、以下のようなものだった。

「この国には、一つの穢れが巣くっている。されば、これを国土より追いはらい、決してこのままその穢れを培って不治の病根としてしまってはならぬ。その穢れの因、国内にいるライオス殺しの犯人を突き止め、これを追放せよ。もしくは殺して罰せよ」

エディプスは、熱心に探索をはじめるが、やがて、まさにみずからが、その恐ろしくも忌まわしい穢れの元であることを知る。真相を知った妻＝母イオカステは首を吊って死に、エディプス王は、激しい心の苦しみの果てに、みずから両目を突きつぶして、放浪の旅に出る。》

父の罪

エディプス・コンプレックスとは、父を亡きものとし、母と褥をともにしたいという幼児の欲望のことである。フロイトは一八九七年一〇月一五日に友人フリースに宛てた書簡の中で、その発見について次のように語っている。

私は、私自身の中にも、母を愛し、父に嫉妬する気持ちを見出しました。今やそれを、たとえヒステリーになる場合ほどには早くないにせよ、早期の小児期に普遍的な出来事であるとみなしています。……もしそうなら、理性が無慈悲な運命に対して異議を唱えるにもかかわらず、エディプス王がわれわれの心をつかむ力をもつことがわかりますし、なにゆえあの「運命劇」が最後にあれほど惨めな失敗に終わらざるをえないかを理解することができます。……観客は皆、かつては幻想の中で、エディプスのような存在だったのです。（拙訳）

このフリース宛の書簡は精神分析学の始まりを告げるものとみなされている。三年後の一九〇〇年には『夢判断』が出版され、『日常生活の精神病理』（一九〇一）、『性欲論三篇』（一九〇五）とあわせて、精神分析の基本骨格が完成することになる。

俗に、天才は発見する天才であると同時に、隠蔽する天才でもあるという。たとえばニュートンは、光が粒子であることを発見しつつ、波動として考えなければ説明のつかない現象があるというフックの指摘を葬り去った。量子力学によって波動説が日の目を見るのは二世紀後である。では、精神分析の設立とともに、何が隠されたのだろうか。

一八九六年一〇月二三日、フリースへの手紙のほぼ一年前、フロイトの父ヤーコプが八〇歳で死亡した。奇しくもこの時期から彼の性的機能は停止している。そしてフロイトは内的な危機を迎える。父の問題に突き当たったのである。翌一八九七年二月の書簡では、父の誘惑行為を示唆するが、まもなく自分自身の近親相姦を暗示する夢を報告し、父の過失を撤回する。その後もこうした揺れ動きは繰り返される。

六月になると、フロイトは抑うつ状態に入る。知性の麻痺にとらえられ、たった一行書くことすら耐えがたい苦しみであるとフリースに訴えている。しばしば意識にヴェールがかかった状態におそわれ、診察中も患者のことを考えているのか自分のことを考えているのかわからない状態にさえ陥った。夏の休暇にはミケランジェロのモーセ像の待つローマへ行こうとするが果たせず、そのかわりにオルヴィエトでシニョレリの「最後の審判」を観る。

こうした逡巡をへて、最終的にフロイトは自らを罪ある者として、エディプスを発見する。つまり父を殺し母をわがものにしたいという欲望をおのれの中に認めるにいたったのである。

その際、隠蔽されたのが父の罪である。それが具体的に何であったのかは、書簡から窺い知ることはむずかしい。バルマリによるとヤーコプにはフロイトの母であるアマーリアを後妻として迎える前に、二番目の妻レベッカがおり、フロイトの誕生前に自殺したのではないかと推測している。

フロイトの選択

エディプス神話を素直に読むなら、エディプス・コンプレックスとの間に大きな隔たりがあることに気づかれる。そもそもエディプスは、実の親と思っているコリントス王と王妃に危害を加えないために、出奔したのである。その彼に、父を殺害し、母と褥をともにするという欲望を帰

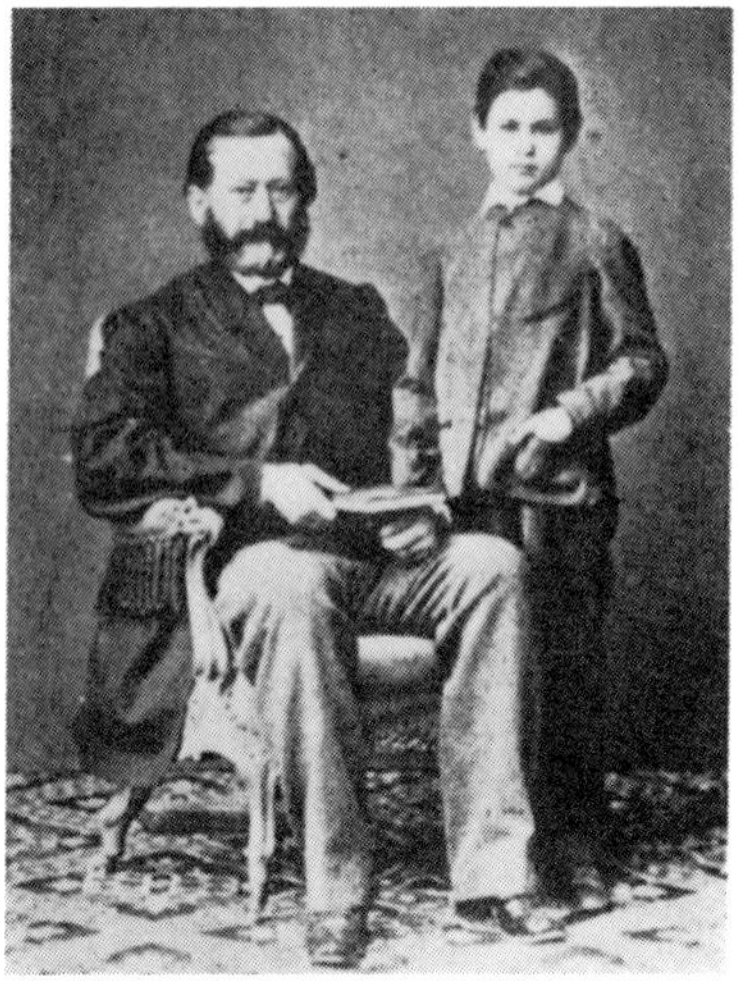

図7　フロイト（右、8歳）と父ヤーコプ（1864年）

（E.ジョーンズ『フロイトの生涯』紀伊國屋書店、口絵より）

せしめるのは筋違いというものである。さらに、エディプス悲劇の淵源をたどるなら、父ライオスの罪に突き当たる。

ライオスは、若き日に、恩あるペロプス王の美しい息子クリュシュポスを凌辱し、死に追いやったという前科をもつ。その際、「子をなしてはならぬ」という神託を受けたのである。さらに神託は、それが守られなければ、ライオスは生まれてくる子によって殺されると告げた。しかしある夜、ライオスは酔った勢いにまかせてイオカステと交わり、エディプスをもうけたのである。このエディプス前史とでもいうべきものを、博覧強記のフロイトが知らぬはずもない。

しかし結果的にフロイトは、誘惑説、つまりは大人の与える性的な心的外傷が神経症の病因であるという説を捨て、幼児性欲説をとる。自分の中の父への攻撃性を認めたわけである。ここには決定的な「選択」がある。

フロイトは主体であることを選びとったのである。父の罪をあげつらう子どもではなく、それをあえてかぶる大人としての自分を、である。ではなにゆえにフロイトは、理不尽さを受け入れたのだろうか。

片眼をつぶられたし

フロイト自身の多彩な神経症症状の一つに「汽車恐怖症」というものがある。彼は列車に乗り遅れることを心配するあまり、発車時刻の一時間前には停車場に着くことを常としていた。その彼が父の葬儀に向かうに際して理髪店に行き、遅刻するという大失態をやらかしたのである。一八九六年一一月二日のフリース宛の手紙には次のように書かれている。

君に葬式のすんだ夜にみた、あるちょっとした夢について報告しなければなりません。私はある掲示が貼られたところにいたのですが、そこには「両眼をつぶられたし」と書かれていました。私はそこが行きつけの床屋であることにすぐに気づきました。葬式の日に、私はそこで待たされたため、葬儀に少し遅れてしまったのです。（拙訳）

「両眼をつぶる」とはフロイトの失態が目もあてられぬものであり、そしてその裏に秘められたものを父が見ることなく、安らかに眠ってほしいということを示している。ところが『夢判断』（一九〇〇）においては次のように述べられている。

亡父の葬式前夜、私は何か印刷してある紙片の夢を見た。禁煙と書いて駅の待合室に下が

> っているような、掲示板、あるいは看板のようなもので、その上には「両眼をつぶられたし」か、あるいは「片眼をつぶられたし」か、そんな文句が書いてあった。……私は亡父のこういう場合の考え方をよく承知していたので葬式はできるだけ簡単にやることにした。だが家の者共はそういう清教徒的な簡素に承服しなかった。そんなことでは弔問客に対して恥ずかしいというのである。だから上記の一方の文章は「片眼をつぶる」べきことをいっている。
>
> （フロイト『夢判断』高橋義孝訳、人文書院）

「両眼をつぶる」から「片眼をつぶる」への移り行きは何を示唆しているのだろうか。ユダヤ人の家父長であるフロイトが、父の葬儀に遅刻したという失錯行為、そして葬儀を簡素に執り行ったことの中には、父への攻撃性が顔をのぞかせている。だが同時に、ここには父を埋葬することへの抵抗が示されてはいないだろうか。「両眼をつぶる」とは、父が完全に死せるものとなることである。フロイトとしては、それは何としても避けたかったのではないだろうか。それゆえ「片眼をつぶる」に書き換えられたのだろう。

　また、「片眼をつぶる」には、大目に見てもらうという意味が込められている。この場合、目こぼししてもらうのは、まずはフロイトの失態であり、そして彼の中にある父への攻撃性である。そしてまた、父の罪もまた大目にみられるべきものとして、そこに含まれているのかもしれない。

いずれにしても、フロイトは父が完全に死せる父となることを避けたかった。エディプスの発見とともに、彼は自分の側に、つまりは子どもの側に罪を帰せしめた。それによって彼の自己分析は終結したかにみえるが、父の問題は依然として未済のままとどまり続けたのである。

トーテムとタブー

父殺しのテーマはフロイトに取りつき、その後も繰り返し回帰してくることになる。その代表的なものが、「トーテムとタブー」(一九一三)であり、そして最晩年の「人間モーセと一神教」(一九三八)である。ここでは「トーテムとタブー」についてみてみよう。このエッセイでフロイトは、法あるいは掟の起源を説明しようと試みる。

《ある未開部族では、部族の女性のすべてをわがものにしている暴虐な父がいた。誰もその父にはかなわない。だがある時、息子たちが示し合わせ、全員で父を殺す。彼らは自分たちの行為を悔いて、父の亡骸を食べ、体内に取り込む。父亡き後、部族は父を象徴するトーテムを中心として、一夫一婦制が掟として支配することになる。》

ここでフロイトは、「父は死ぬことによって、ますますその威力を強める」という明察を与える。というのも、死んだ父はもはや殺害ができないからである。そして法、あるいは掟という形で、象徴的父としてあまねく支配を浸透させていく。しかし、法の起源を説くものとしてみると、この論理にはほころびがある。

暴虐な父は、まだ法以前にある。それゆえ犯罪者ではない。そもそも法（ノモス）自体がまだ設定されていないのである。まさに無法者であり、ピュシスとしての父なのである。それがノモスに移行するためには、殺害という事件が差し挟まれなければならない。

それゆえ殺害は、ニオベの石と同様に、ピュシスとノモスの狭間にある。ノモスの起源にあり、それ自体はノモスによっては裁かれない。いわば治外法権となる。だが、同時に、殺害は息子たちに悔恨の念を引き起こす。つまり償いが要求されるのである。それゆえ息子たちは父の肉を分けて食べることになる。これはすでにノモスの論理である。

ことの起源を論ずるなら、こうした矛盾はかならずといってよいほど生じる。矛盾というよりも、決定不能性という方がよいかもしれない。この殺害は両義的である。一方では、それはピュシスの発露である。父を裁く法も、殺害を裁く法もまだない。他方で、殺害はノモスの世界を開く出来事である。そして実行した者にとって負債となるものである。

エディプス神話におけるライオスの殺害も、同じような意義をもっている。エディプスには父殺しについては何の責任もない。たまさかの喧嘩沙汰の中で死にいたらしめたのが偶然にも父だったのである。しかし彼はその殺害の負債を払わされることになる。

三つの父

「トーテムとタブー」は「エディプス」ではまだ十分展開されなかったメタサイコロジカルな次

元を開示するものである。そうした事情を明らかにするためには、父に関して三つの様態を区別する必要がある。一つは実際のフロイト自身の父である。ヤーコプは、フロイトとは祖父ほどの年齢差があり、伝記的資料によれば穏やかな人物であったとされている。この父は、フロイトの自己分析の出発点であるが、あくまで経験的、サイコロジカルな次元のものであり、ここではさほど重要ではない。そして「エディプス」にはまだその残滓を引きずっているところがある。

今一つは「死せる父」である。これは象徴的なものであり、法としてあまねく支配を浸透させる父である。いわゆる「象徴的父」である。さらに「暴虐な父」がそこに加わる。これは象徴的なものの起源に想定されるものである。この二つの父がメタサイコロジカルな次元をなす。

とりわけ重要な意義をもつのは、二つの父の狭間に位置づけられた殺害という出来事である。これは象徴的なもの＝ノモスを設定する際の起源的暴力である。

なにゆえ暴力なのか。それは法という自然には書き込まれていないことを、それ自身において忽然と開始しなければならないからである。この暴力は事後的に、暴虐な父の形象を起源的なものとして産出する。ここではこの父を、「象徴的父」と対比して、「リアルな父」と呼んでおこう（＊1）。

＊1　この「リアルな父」が起源的なものであることは、しばしば被虐待者の治療で、凌辱するグロテスクな父の回想に行きつくことにもみられる。それは実際に凌辱した者のイメージとはかけ離れていることが多いのだが、単に偽記憶として片づけられるものではない。起源の形象とは

このようなものかもしれないのである。

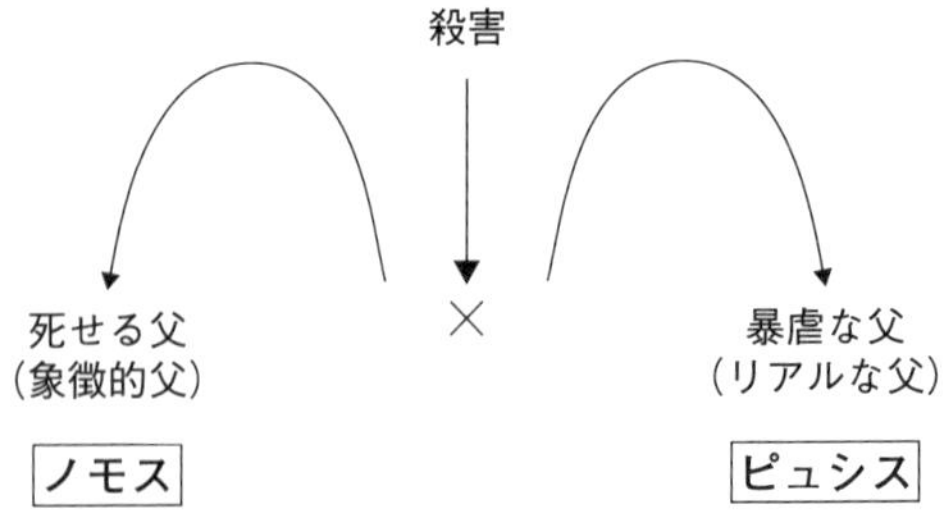

図8　父のメタサイコロジー

「トーテムとタブー」が示したのは、暴虐な父が殺害されることによって、象徴的父が産出され、ノモスの世界が開かれるということであった。すなわち、ノモスの起源には、暴力的なものがあるのである。しかしそれは済んだこととして、封印されていなければならない。なぜならそれは法であり、あくまで理性的なものでなければならないからである。

しかし殺害の残響はどこかで鳴り響いている。封印された暴力は、密かにノモスの内部に浸透しているのであり、そうであってしかるべきなのである。というのも、この力がなければ、ノモスは形骸化した規則にすぎないものとなるからである。そのような法は効力をもたない。このようにリアルな次元と象徴的次元は、特有の様態でリンクしているのである。

出来事と語り

「トーテムとタブー」はノモスの起源にとどまらず、自己の生成についての神話でもある。暴虐な父を殺害した息子たちは、悔恨の念にかられる。そして父の肉を食べ、ノモスに服することになる。この殺害はやむにやまれぬものであっただけでなく、ノモスが設定される以前のものである。しかし、彼らはそれに対して責めを負うのである。

すなわち、この物語は、責めを負いようがないものに対しても負うことが、自己であるための条件であることを物語っている。殺害という出来事は、自分に起こったものとして取り込むことはできない。それはノモスとピュシスの狭間にあり、自己に先立つ出来事である。それゆえ自己の歴史の一コマとなって収まることはない。それはフロイトにとりついたように、神話的次元に留め置かれながら、つねに回帰しようとする。

前章までの議論において、自己はつねに事象に先立たれていることをみてきた。自己はそこに生じる遅れを逆手にとり、あとから事象について語ることによって事象の主体となる。こうして事象は自己の歴史の一コマとして落とし込まれる。

自己を目覚めさせた出来事に対して、あたかも自分は初めから居合わせ、自分に起きた事象として語りなおし、書きなおすのである。事象は語りの時間の中に繰り広げられ、物語られることによって、自己の歴史となる。

しかしこうした歴史の語りが機能しない事象がある。この自己に取り込めない出来事こそ、本来の出来事である。そのとき、おのれの生成の現場から呼びかけられる。自己は語るのではなく、語られるのである。その際、発動する語りがまさに神話なのである。

ここに近代的な自己の条件が現れている。その一つは、自己であるためには、まず歴史と神話という二つの次元が区別されなければならない、ということである。それはノモスの命ずるところであった。

　では二つの次元を分けるのは何か。それは語りと自己の関係である。歴史の場合、たとえ錯覚であるにしても、語る主体はとりあえず自己にある。それに対して神話の場合、語るのは自己ではない。そうではなく、自己は神話の中で語られるのである。フロイトは、誰もがかつてはエディプスだったといったが、このわれわれの中のエディプスは、神話の中で語り出されるものである。

　それにもかかわらず、自己の軸足はあくまで歴史の側、つまりは語る自己の側に置かれている。本来は語られる自己こそが起源的なものであるはずなのだが、ヒエラルキーは逆転しているのである。

　ソフォクレスの手になる悲劇が人をひきつけてやまないのは、エディプスがテーバイの町に災禍をもたらした穢れた者を探索するうちに、それが自分のことであったことが次第に明るみに出る際の戦慄である。あるいは運命を逃れようともがくことが、かえって運命の手に落ちるという悲劇性である。

引き受けようのないものを引き受けること

　自己は神話からの語りかけを振りほどくことはできない。神話的なものは歴史の舞台を支えているものだからである。通常は背景に退いているが、時として、人は彼岸から呼びかけられる。そのときこそ、まさに自己が問われる。自己であるためには、その呼びかけに含まれる理不尽さを引き受けなければならないのである。言い換えれば、それに対して関与しようがなく、主体ではありえない出来事に対して責めを負うことである。エディプスにおいても、「トーテムとタブー」においても、それは父の殺害である。

なぜこれが自己であるための条件なのだろうか。それはここに「決断」、そして「選択」があるからである。引き受けるか引き受けないかの選択である。

ただしそれは通常の選択ではない。あれかこれかを選ぶことではないのである。というのも、引き受ける以外の選択肢はないからである。なぜなら、引き受けない場合には、自己である資格を失うからであり、そもそも選択する権利を失うからである。それゆえ厳密にはこれは選択とはいえない。これが神話的なものに含まれる理不尽さの原型である。

選択しようがないことを選択したということ、理不尽さもここに極まれりといっても過言ではない。これはアレンカ・ジュパンチッチ(一九六六— 、スロベニアの哲学者)が「強制された選択」と呼んだものである。しかしこの理不尽極まりないことが、実は近代的自己の自由の根底にある。それはカントを一瞥すればわかることである。

すでに述べたように、カントにとって自由とは、好きなことをやることではない。あれかこれかを選ぶことでもない。これは心理的、生理的な傾向に押し流されたものである。最も自由なことは、徹底的な不自由の中、すべてが規定されている中で、はじめて見出されるのである。

フロイトの隠蔽したもの

先に、天才は発見する天才であると同時に、隠蔽する天才でもあると述べた。そしてフロイトのエディプスが、父の罪を隠蔽するものであることを手掛かりに、ノモスの起源という問題に突き当たった。しかしそれ以上に、フロイトが深く隠蔽してしまったものがある。それは母の問題である。

エディプスがはじめに設定しているのは、「子が母を欲望する」ことである。そしてそれは禁じられる。この仕掛けによって、十全なる対象としての母が存在することは、自明なものとなる。禁止されてはいるが、ないというわけではないのだ。

ではこれによって何が隠されるだろうか。それは「母が欲望する」ということである。言い換えれば、ピュシスとしての母である。もちろん、エディプスにおいても、母は欲望する。父は子の欲望を禁止し、母は自分ではなく、父を欲望の対象としていることが示される。だが、それによって、母は折り目正しい構造の中に閉じ込められてしまうのである。つまり母は法に則って欲望しているとされるのである。

エディプス神話の中で、事実が露見した後、イオカステは命を絶つ。ノモスを逸脱して子と交わった、ピュシスとしての母である自らを抹消したのである。他方、エディプスは眼を突いて失明する。見てはいけないものから目を背けたのである。しかし死ぬわけではない。ピュシスとしての母が退場した舞台を、その後も生き延びることになる。

レヴィ゠ストロースは、未開社会において交差いとこ婚という婚姻の構造を見出した。女性の法則的な分配が、最も自然に近いと思われる社会で認められたわけである。そのことは、最も恐れられ、コントロールの対象とされていたのが、ピュシスとしての女（母）であることを物語ってはいないだろうか。そのことは、ニオベが石にされたことにも示されている。

ピュシスとしての母の問題を考えるために、ここでは柵瀬宏平の論考を手がかりに、ラカンによる『ハムレット』の読解を参照しながら論を進めてみよう。

母を迂回せよ

ハムレット王子の父、デンマーク王ハムレットが亡くなった後、母であり王妃であるガートルードは、その喪も空けぬうちに、夫の弟であるクローディアスと再婚し、クローディアスは玉座に就く。亡霊としてさまよう先王はハムレットのもとを訪れ、自分は暗殺によって殺害されたのだと告げ知らせる。

亡霊　こうしてわしは、午睡をとるうちに、実の弟によって、
　いのちも王冠も王妃も一度に奪われたのだ。
　そのため、咲き誇る罪を清めるいとまもなく、
　聖餐も受けず、臨終の聖油も塗られず、懺悔もせず、

死出の旅路の用意もせぬまま、きびしい神の
裁きの庭に引きすえられたのだ。

（シェイクスピア『ハムレット』小田島雄志訳）

先王は暗殺され、そして十分に弔われることなく、亡霊として彷徨している。つまりいまだ「死せる父」になっていない。「トーテムとタブー」における父の殺害が、ノモスを発動したものであるのに対し、ハムレット王の殺害は、王家にまつわるノモスの箍をはずすものとなる。先王ハムレットから、王子ハムレットへの系譜は中断され、そこで現出するのが、僭主としてのいかがわしい父、すなわちクローディアスである。そして正統的なカップリングがはずれるとき、ガートルードはピュシスと化した母として姿を現す。

ハムレットは母を激しくなじり、クローディアスとの不倫をやめるよう強く要求する。しかしその舌鋒が佳境にさしかかったとき、母は「私はどうしたらいいの？」と息子に問う。それに対してハムレットは次のように答える。

ハムレット　いま申しあげたことなどなさる必要はない。
豚の王様に誘われて寝床に行かれるがいい。
頬をつつかせ、かわいい子ネズミとでも呼ばれるがいい、
臭い息を吹きかけられながら接吻され、

いやらしい指先でうなじを撫でまわされ、
そのお礼にいっさいをぶちまけてしまえばいいのだ、
ハムレットの狂気は見せかけだけ、偽気ちがいにすぎぬと。

（同前）

ハムレットは欲望の解き放たれた母を糾弾するが、いざその母が彼の方に向き直り、「どうしたらいいの？」と委ねようとしたとたん、腰砕けとなる。そして母を不倫の褥に送り返そうとする。

ハムレットにとってもはや母はどうにも御しがたいのである。口先では、クローディアスを「豚の王様」とさげすみながら、こうなった以上、この僭王にしか母の欲望を受けとめることができないことを認めている。

たしかにクローディアスは、象徴的秩序としてのノモスを破壊した。しかしその猥雑な姿は、ピュシス的なものでありながら、同時にノモスの起源的な姿でもあったことを思い出そう。「トーテムとタブー」でみた暴虐な父が一つの原型である。というのは、それはピュシスを引き裂き、歴史を開始させるものだからである。

どのようにしてか。それはピュシスとしての母の貪婪《どんらん》な欲望を受けとめ、満たし、そして鎮撫《ちんぶ》することによってである。

それゆえ、「子が母を欲望する」というエディプス・コンプレックスの前提は書き換える必要があるだろう。それはむしろエディプスという掟が設定したのである。つまり母が禁じられているが故に、子は母を欲望するという仕掛けである。それはあくまで禁じられたものとして欲望するのである。

仮にノモスが機能しなかったら、どのようなことが起こるだろうか。たとえば母子がいつまでも分離しない場合があるだろう。子は母の貪欲な欲望によって呑みこまれることになる。動物ならば、たとえば離乳とともに、母子は自然に分離する。しかし人間の場合には、そうはいかない。ピュシスとしての母の身体は、子を産み、そして子をのみ込む。そこには始まりも終わりもない。子が歴史的な主体として生成するには何としてもそこから分離しなければならない。しかしそれは自然に任せるわけにはいかない。ノモスの介入が必要である。つまりは分離の法（ノモス）が離乳（ピュシス）の上に重ね書きされなければならないのである。

それゆえ母は欲望の対象としては禁じられていなければならない。そして母は子ではなく父を欲望する必要がある。ただこれもまた自然な性愛に委ねるわけにはいかない。ピュシスと化したガートルードと猥雑なるクローディアスの場合には、たまさかうまくいくかもしれないが、構造的にはいかにも危ういものである。ハムレットはまさに剝き出しのリアルな原光景に立ち会ったのである。

それゆえここでもノモスが要請される。すなわち婚姻という制度である。先王ハムレットとガートルードのごとく、象徴秩序の後ろ盾をもって、構造はようやく安定する。ハムレットの物語が示しているのは、エディプス的なものはピュシスとしての母を迂回する仕掛けであるということである。

ピュシスとしての母

このようにみるとき、ノモスの本来の標的は、ニオベ伝説が物語るように、ピュシスとしての母なのではないだろうか。ノモスの側にいるわれわれからはそれはすでに失われたものであるが、そのイメージを喚起することはそれほど困難ではない。ピュシスとしての母は、物質的、母性的であり、そして多産的である。本質的に淫乱であり、特定の男とカップリングしない。

かつてバッハオーフェンは人類の最初の時代として「娼婦制」なるものを想定した。娼婦制とは、一夫一婦制の樹立している母権制の手前にある。彼はそれを沼における生殖の比喩をもって語っている。沼ではすべてが母によって生み出され、生に関するいかなる法も存在しない。男は生殖力を供与するだけであり、誰が父であるかは問われることなく、孕み産む母胎が世界の中心に存している。

ジュリア・クリステヴァ（一九四一—　、フランスの文学理論家・哲学者）のアブジェクシオンもまた、ピュシスとしての母を連想させる。それは主客未分化の状態にある幼児、精神分析的にはエディプス期以前の子どもが、自身と融合した状態にある母親を「おぞましいもの」として「棄却＝アブジェクシオン」することを意味している。

最もわかりやすい例が、日本の記紀神話の中にある。それはイザナギとイザナミによる国造りから黄泉国訪問の段である。

《イザナギ（伊邪那岐）とイザナミ（伊邪那美）が交わり、多くの神々や島が次々と産み落とされる。だが、イザナミは火の神カグツチ（迦具土）を生んで火傷を負い、死んでしまう。黄泉の国に去ったイザナミを、イザナギが訪れ、連れて帰ろうとする。
イザナミは「死者の国の食べ物を口にしたから帰れないのですが、黄泉国の神様に相談してみます。その間、決して覗いたりしないで下さい」と告げるが、その禁をやぶってイザナギは覗いてしまう。そこには腐乱したイザナミの身体があり、それを見たイザナギは慌てて逃げ出す。
恥をかかされたイザナミは、還すまじと追いかけるが、イザナギは出雲の国の「黄泉《よもつ》比良《ひら》坂《さか》」にさしかかると、岩で蓋をしてしまうのである。》

この神話はきわめて示唆的である。イザナギの覗きみたイザナミの身体には蛆がはいまわり、八匹の雷神がからみついている。多産性とともにこのおぞましいイメージこそ、ピュシスとしての母のイメージに他ならない。

あろうことか、イザナギは逃げ、そして蓋をしてしまうのだが、この挙措こそが、国の開闢を告げるものとなる。まさにアブジェクシオン、つまりは汚穢なるものを棄却することが、始原に想定されているのである。

この章で試みた太古へのオデュッセイは、精神分析の世界のさらに向こうにある古層にわれわれを連れ出すものであった。そこでわれわれはいくつかの原初的な「出来事」に遭遇した。永劫の哀しみを抱いたまま石になったニオベ、凶暴な原父の殺害、猥雑なカップリング（ガートルードとクローディアス）、そしてイザナミの腐乱した身体、これらは戦慄的で、目もくらむような出来事である。

この戦慄の前で、ノモスも、そしてそれを前提とする抑圧も機能しない。いわばノモスの真空地帯である。というのも、これはノモス自体の設定にかかわる出来事だったからである。作動される機制があるとすれば、棄却、排除、あるいは体内化である。いずれにしても「なかったこと」にされる。そして罪悪感も機能しない。その光景を見たものをみまうのは罪ではなく、恥である。

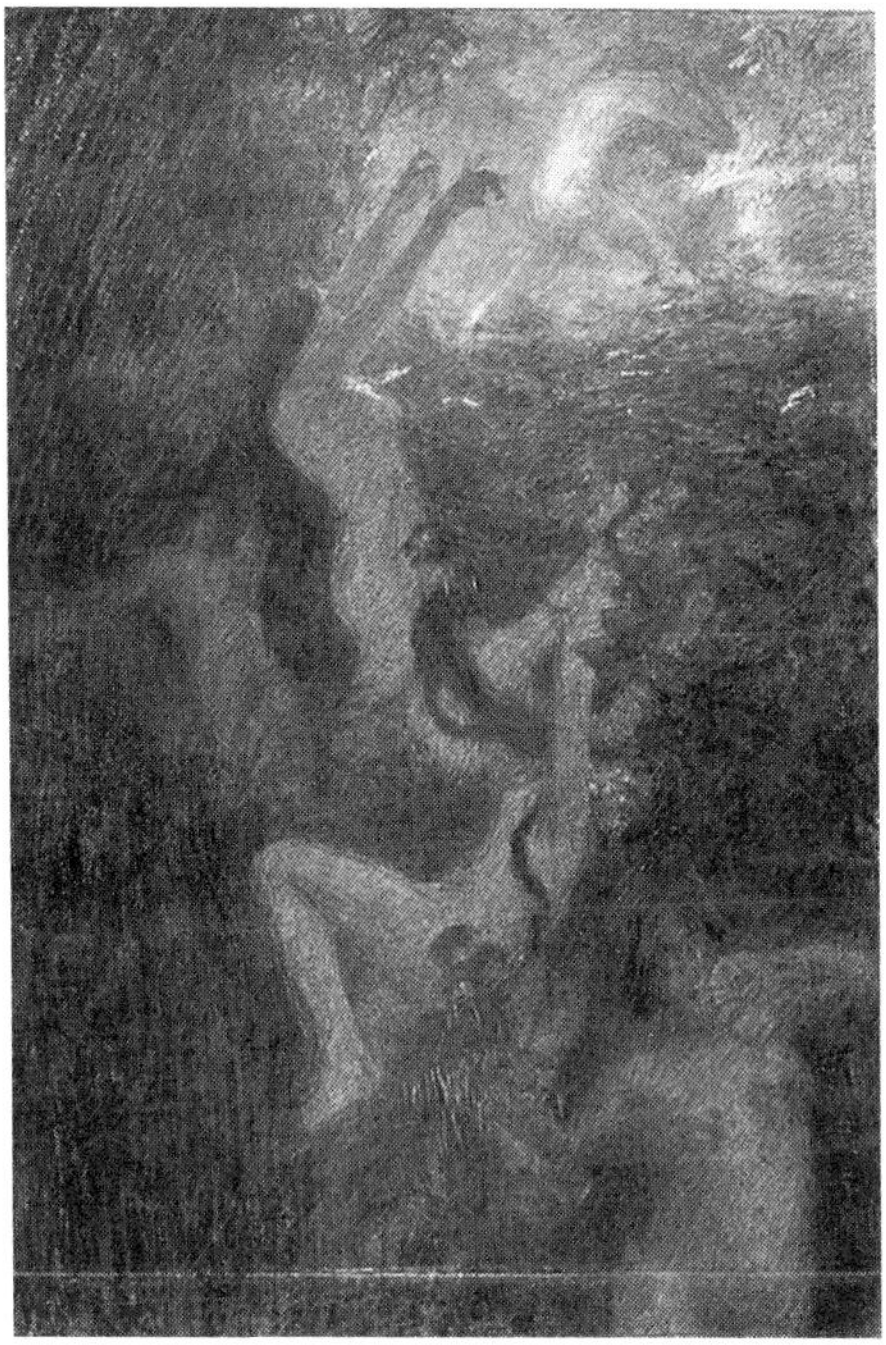

図9　青木繁（1882—1911）「黄泉比良坂」（1903年）　（東京藝術大学所蔵）

原初的な出来事として取り上げた四つの光景のうち、原父殺害を除けば、ピュシスとしての母が問題となっている。原父にしてもまた、ピュシスとしての母をなだめ、治めるものとして機能していた。やはりフロイトにおいては、原母の問題が隠蔽されているのである。

ノモスの世界が開かれ、歴史が開始されるためには、ピュシスとしての母が何らかのかたちで棄却されなければならない。そして縮減されたフィールドの中で、初めてノモスは作動するのである。しかしピュシスは完全に抹殺されたわけではない。どこかでその残響は鳴り響いている。

第五章

モダンとは何か——個の系譜学

君たちはあの狂人のことを耳にしなかったか。白昼ランプに火をともして、市場に駆けてきては、たえまなく「おれは神をさがしているんだ！　おれは神をさがしているんだ！」と叫んだ男のことを。市場にはちょうど、神を信じていない人々が大勢群がっていたので、彼はたちまちひどい笑い者になった。「神さまが行方知らずになったというのかい？」とある者は言った。「神さまが子どものように迷子になったのかい？」と別の者が言った。……狂人は彼らの中に割って入り、穴のあくほど彼らを見つめて、叫んだ。「神がどこへ行ったかって？　おれがおまえたちに教えてやろう！　われわれが神を殺したんだ。おまえたちとおれとがだ！　われわれはみんな神殺しの犯人なんだ」

（ニーチェ『悦ばしき知識』）

神話というものはピュシス（自然）とノモス（法）の狭間で語られる。そこには両者を分かつラプチャー（裂開）が書き込まれている。それは記憶以前の記憶とでもいうべきものであろう。というのも、その出来事はわれわれの意識に先立つものであり、彼岸から呼びかけてくるものだからである。

近代人たるものは、少なくとも表向き、神話というものを抑圧するよう求められている。実際、大人であるということにはそうしたことが含意されている。

確かに、歴史という視点に立つならば、それは実際に起こったことではない。楽園からの追放も、暴虐な父の殺害も、フィクションであることは誰の目にも明らかだろう。しかしそうでありながら、それらはリアルな作用を及ぼし、心的現実を形成してきた。視点を個人史に切り替えても、事情は変わらない。

歴史は神話を神話として分離するところから始まる。しかしその通路は閉ざされていたわけではない。それどころか、歴史は神話的なものを下地としつつ、その上で展開されてきたものといえるだろう。しかしその先に、この撚《よ》り糸がほころび始める時がやってくる。それがまさにモダンと呼ばれるものである。

「モダン modern」とは両義的である。一方では、それは「古代」、「中世」などと同様、歴史の中に画された「近代」という一つのエポックである。他方では、modern は「現代」とも訳されるように、現在のことを指す。それは歴史の消去に他ならない。

一九世紀の首都パリを象徴する詩人、シャルル・ボードレールはモデルニテ（近代性＝現代性、モダンなるもの）を次のように定義している。

モデルニテとは、一時的なもの、うつろい易いもの、偶発的なもので、これが芸術の半分の部分をなし、他の半分が、永遠なもの、不易なものである。

（「現代生活の画家」『ボードレール全集 第4巻』阿部良雄訳、筑摩書房）

ここには今しがたみたモダンの二つの意味が示されている。一時的なもの、うつろい易いもの、偶発的なものとは寄る辺のない「現代」を指し、それに対して自らを永遠なもの、不易なものとして謳歌する「近代」が対峙している。

おそらくはまた次のようにも解釈することができるだろう。前者は寄る辺のない「個」であり、後者は近代の達成した「普遍」である。そしてこの両者が直接対峙している構図は、歴史というものがいよいよ終焉を迎えつつあることを暗示している。それはまたボードレールを浸す悲哀の姿でもある。

「近代」がどのような時代であったのかをみるために、まずは西洋思想史を足早に通覧してみよう。本来、そのようなことは筆者の手に余る課題であるが、モダンに接続するための最低限のトレースは必要である。さまざまな里程標のうち、ここで取り上げるのは最小限のもの、すなわち、一神教の発明と科学革命の二つである。

一神教の発明

おそらくユダヤ教は人類史上で唯一生き延びることのできた一神教である。他にも数多の一神教らしきものが発生しては消えていったのだろうが、歴史に跡をとどめたものはない。蛇足だが、キリスト教もイスラム教もユダヤ教から派生したものである。

思想的な観点からは、おそらくは次の一点が重要だろう。すなわち、一神教とは、例外項を一つ設けることであり、それによってシステムが安定するという仕組みである。いうまでもなく、この場合の例外項とは神である。

そして前章でみたように、この単純化を可能にしたのが、女という謎を排除したことだった。実際、ヘブライズムには女はほとんど登場しない。啓典に登場する重要な女といえば、堕落の端緒にかかわるものとしてのエヴァがいるくらいである。祭礼もまた男だけで執り行われる。

一神教で問題となるのは、例外項である神と人との関係である。すなわち信仰である。ただし元祖のユダヤ教では、それは直接的なものではない。その間に律法なるものが差し挟まれている。具体的にその律法を担うのは、モーセ五書などの啓典と、それを解釈するラビである。

ただし、特権的に神が姿を現す瞬間がある。その時、人は神の声を聞く。最も重要な場面は、神がモーセに語りかけるところだろう。例外項とのつながりが保障されるのは、この起こったとされる出来事の記憶による。しかし誰もその場に居合わせてはいない。

この出来事の記憶は、構造的には自己の成立するミニマムな場面と同じである。つまり他者が呼びかけ、その他者によって自己が呼び覚まされる。だが目覚めたとき、呼びかけた他者の声はすでに消えている。私はそこに居合わせてはいない。しかし呼びかけられたことは、私の中に痕跡としてとどまっている。

異なる点は、神であるヤハウェは垂直的に語りかけてくる点である。そこには圧倒的な超越性がある。そして呼びかけは文字として、集団の記憶として残される。そのテクストは読むように、われわれに呼びかけてくる。それは解読を要求し、同時にそれを禁ずる。このテクストに関わるのがラビであり、一般の信者には閉ざされている。

キリストの特権性

一神教の歴史の中で、もう一人、そしてさらに特権的な人物がいる。いうまでもなく、イエス・キリストである。キリストはその特異なることにおいて、とびぬけた存在である。たとえばモーセの言行は物語となって伝承される。しかしキリストはみずから語る。そして彼の行いと語りが、そのまま教えとなる。たとえばキルケゴールは次のように言っている。

キリストが「永遠の生命はある」と言う場合と、神学候補生ペーターセンが「永遠の生命はある」と言う場合と、両者とも同じことを言っている。……美的に評価すれば、両方の言葉は同じように正しい。にもかかわらず、両者の間には永遠の質的相違があるのだ！　キリストは神‐人として特殊な権能という質を持っており……本質的な人間的平等と同一線上に置くことはできない。

（キルケゴール「天才と使徒との相違について」『現代の批判』桝田啓三郎訳、岩波文庫）

もちろん「キリスト」は固有名ではない。イエスが名前である。キリストとは古代ユダヤ語で、「メシア」であるとか「聖なる王」の意である。だが、われわれが「キリスト」というとき、ユダヤの一般的な呼称をイメージしてはいない。キリスト本人、つまりはイエスその人のことが念頭に浮かぶはずである。二千年の時を隔ててはいるが、太宰治でなくとも、思わず「あの男」と呟きたくなる。

固有名のようなものを冠した宗教は、きわめて珍しい。巨大宗教の中ではほとんど唯一のものだろう。他にすぐ思い浮かぶとすれば日蓮宗ぐらいである。

キリスト教の固有性は、キリストの位置づけにある。原始キリスト教の時代、繰り返し議論が戦わされ、最終的には、四世紀のニカイアの公会議で、三位一体が正統なものとされた。この決定によって、キリストは位格（ペルソナ）が異なるものの、神と同じ実体であるとされる。アリウス派などのように、子はあくまで子であるとして、両者の間に差異を認めるのは異端とみなされることになった。

では、なにゆえにキリストは神に祭り上げられたのだろうか。一つには、彼自身の中に、他の預言者とは比肩すべくもない位格があったのだろう。それはまず間違いあるまい。しかしそれだけなのだろうか。

キリストが神ヤハウェのような普遍性をもっていたということはありえない。そうなるには、彼はあまりにも人間臭い。また彼は人間から神へと普遍性への階梯を上っていったのでもない。むしろ逆だろう。キリストの卓越性とは、普遍に解消されない「個」ということだったのではないだろうか。そしてキリストの教えが広まり、公的宗教へと変貌を遂げるにつれて、個の取り扱いが厄介な問題となっていったにちがいない。そのようななかで、彼は神に祭り上げられたのだろう。

しかしそれでもなお、彼は個としての痕跡をとどめた。モーセもキリストも、その言行がテクストとして残されている。すなわち聖書である。しかし、その語られ方はまったく異なる。キリストは神話化を拒んでいる。あくまで実話であることを、新約のテクストは要求している。のちにこの凍結保存され、封印された「個」が解凍される時、西洋史は離陸の時を迎えることになる。その時までキリストは、西洋世界における普遍対個という問題を一手に引き受け続けるのである。

科学革命

一足飛びに、科学革命へと場面を移そう。

ここでいう「科学革命」とは、ケプラー、コペルニクス、ガリレオを経てニュートンに至る自然科学の勃興のことである。歴史上、大文字で書かれる唯一の科学革命である。これによって、西洋世界は一挙に転換し、近代への助走路が開かれる。

たとえば村上陽一郎が指摘するように、この科学革命は、一神教の世界観のもとでのみ可能だったといわれる。もちろん当時の教会権威は障害として立ちはだかったが、巨視的にみるなら、キリスト教は科学に対して促進的に働いたと言わざるをえない。

たとえば、神が世界を創造したという考え方は、自然の中に神の創造の意図が書き込まれているという発想につながる。教会の権威が次第に衰退する中で、自然は聖書以上に、神の計画を読み取るにふさわしいものとなった。そして神という例外項を除けば、神を保証人として、斉一性が無理なく想定されるのである。

ただ、こうした発想が可能になるためには、もう一つの西欧文明の源泉が、重要な役割を果たした。すなわちヘブライの信に対するヘレニズムの知である。両者の交錯で最も大規模なものはイタリア・ルネサンスである。しかしそれ以外にも、二つの文化圏の交錯は繰り返し行われた。たとえば坂部恵が西欧思想の源流として重視する八世紀のカロリング・ルネサンス、そしてハスキンズ（米国の歴史家、一八七〇—一九三七）の見出した一二世紀ルネサンスなどが挙げられるだろう。

一二世紀には、ゴシック建築の成立、ポリフォニーの登場など、文化的にも大きな変化がもたらされた。だが決定的だったのは、アラビアからの知の移入である。それまでヘブライズムは、信仰と戒律によって覆われており、のちの西洋的な進歩史観をそのまま当てはめれば、むしろ後進地域であった。そこにヘレニズムがアラビアを経由して、実験と論証の精神をもたらしたのである。

哲学においては一三世紀にトマス・アクィナスが現れる。彼の中でカトリックの教義とアリストテレスの哲学が出会い、信仰と知がぶつかりあう。意外なことに思われるかもしれないが、およそ蔵書などとは縁のなさそうなデカルトとウィトゲンシュタインの二人が、トマスのスンマ（『神学大全』）を手元に置いていたという。

一二世紀ルネサンスは何をもたらしたのか。おそらくは次の二つであり、そして両者は密接に連関している。

一つは、科学的精神である。それも個別的で属領的なものにとどまらず、また実用にとらわれることのない、普遍性を志向したものである。この普遍性はヘレニズムにはないものであり、一神教のもつ利点である。つまり、自然の中に神の意図を読み取ることであり、神という例外項さえ認めれば、あとは整合的に説明できるという構図である。ある意味で、神はすべての矛盾を吸い上げるエージェントとして機能することになる。

もう一つは、個の解放である。これを雄弁に物語るのが、絵画の変遷である。とりわけキリストの描かれ方にそれは現れている。たとえばチマブーエ（一二四〇―一三〇二）の磔刑図に描かれたイエスの苦悩は、もはやそれまでのイコンの様式の中に閉じ込められたものとは異なり、人としての深い悲しみをたたえている。

そのあとにはマンテーニャ（一四三一―一五〇六）やホルバイン（一四九七―一五四三）によるキリストの遺骸が続く。マンテーニャのキリストは、あろうことか、足の裏をこちらに向けてい

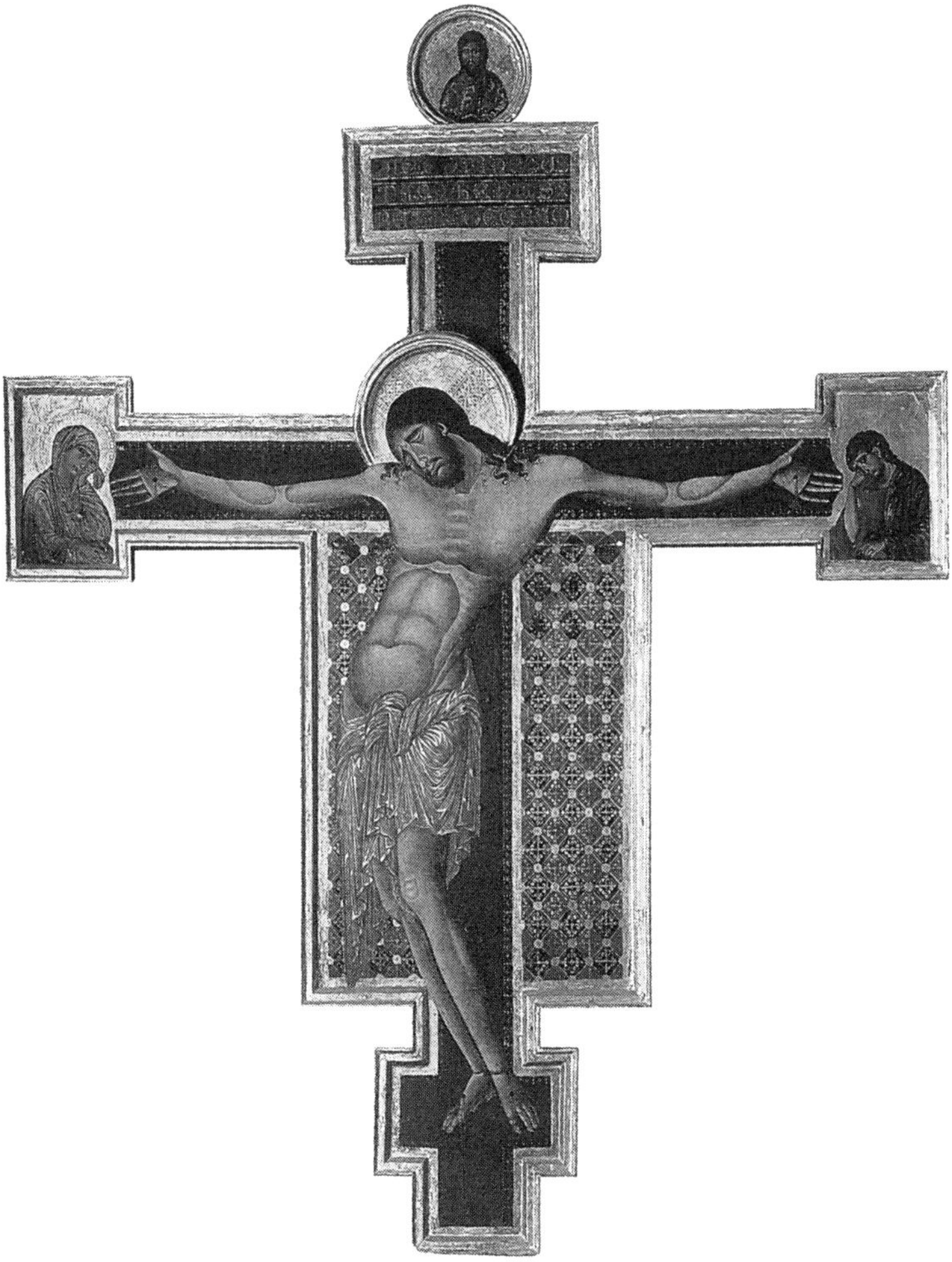

図10　チマブーエ「十字架上のキリスト」(1268—71年)

(サン・ドメニコ聖堂蔵)

る。ホルバインの「墓のなかの死せるキリスト」は、クリステヴァが、西洋絵画史上初めて描かれたもはや復活しないキリストと呼んだものである。つまり人間としてのキリスト、個としてのイエスである。その死は象徴的な世界に回収されることなく、リアルなものとして剝き出しになっている。

パンドラの箱を開けたニュートン

そして二つの条件が、ニュートンという希代の天才の中で重なり合う。

ニュートンはユリウス暦一六四二年一二月二五日に、つまりはキリストの降誕日に、イングランドのウールソープという寒村で生まれた。彼の父は、生まれた時にはすでに他界している。一九世紀には、モーツアルトをはじめとして、天才たちが過度に聖人化された。ニュートンもまたその例外ではない。そうした粉飾をそぎ落とし、人間ニュートンの実像を明るみに出したのが経済学者ケインズである。彼は自ら発掘した資料と、おそらくは似たような気質をもつ者の直感、そして天才同士にしかわからない何かによって、ニュートンの創造の秘密に迫ることができた。

自身の空想的世界に閉じこもり、批判を極度に恐れ、世間とは没交渉のまま、ニュートンはケンブリッジの一室で、物理学より多くの時間を異端的な聖書解読や、錬金術の実験に当てていた。アリウス派を信仰していたと言われている。それは他ならぬトリニティ・カレッジのルーカス講座の教授という立場からすれば、相当に身の危険をともなうものであった。

ケインズははっきり述べていないのだが、ニュートンが自分をキリストと同一視していたと言っても、それほど的外れな推論ではないだろう。そこまでいかなくとも、神の子として、教会という中間項を飛び越え、父のなした創造を直接読み解くというのが、彼のラディカルな発見につながったことは確かだろう。

ニュートンにとっては、神の秩序を読み解く自分自身の存在は問題とはならなかった。この点では、自然の数学化を構想する中で、思惟が自己に跳ね返ってきたデカルトは対照的である。おそらくはデカルトは、ニュートンよりも半世紀先行していたにもかかわらず、すでに神を棚上げしていた。彼の思惟する自己、すなわちコギトは、どこにも寄る辺がないのである。

ニュートンの二度にわたる狂気のエピソードは、思惟する中で引き起こされたものではない。彼の思惟は、デカルトとは異なり神に加護されていた。彼をたたき起したのは、世間の方である。さほどの悪意があったわけではないにせよ、フックらの批判は、隠れて生きる彼を引きずり出し、衆目にさらすようなものだった。アカデミックなファサードの向こう側にある、彼が密かに神との間で紡いでいた世界を覗きこまれるような不安を与えるものだっただろう。しかし、ともかくにもニュートンの自己は持ちこたえ、長らえた。

カントの奔走

厄介な問題が、ニュートンのあとに来る人たちに先送りされた。ニュートンが開いてしまった世界の中では、真理の保証人はもはやいらない。自然科学的世界観は、神が可能にしたのであるが、いったん出来上がると、神は必要とされなくなった。こうして神の棚上げが始まることになる。

ニュートンの後始末を引き受けざるをえなかったのがカントである。彼はまず、ライプニッツの形而上学とニュートンの自然科学、目的論と機械論、そして神と自然の調停を試みる。当初、カントはむしろ楽観的であり、調停は可能であると予断していた。

ニュートンは、時として理論にほころびが起こると、神が世界に直接手を下すことを求めた。だが、カントにとってみれば、それはむしろ神の創造に対する冒瀆であり、むしろ機械論の徹底こそが、神の創造が完璧であったことを示し、形而上学に矛盾なく接続されると考えた。

ところがカントの目論見は、ヒュームの『人間本性論』によって、壊滅的な打撃をうける。のちに「独断のまどろみを破った」と回想されたものである。こうして調停の構想は破綻した。

おそらくそこで問題となったのは、認識しているカント自身の自己だろう。それは機械論的なモノと化した自然にも、そしてもはや手を下さない神にも、根拠を持ちようがない。中空に浮いたものとしてせり出してしまったのである。以後、カントの思惟は、いかにして認識が可能なのかをめぐって展開することになる。

付け加えておくならば、おそらくカントが最も大切にし、そして最も恐れたものが、自由意志である。自由意志が純化されればされるほど、狂気に近づくことは、すでにベンジャミン・リベットの実験においてみたところである。

カントは **Ich denke**（我思う）を持ち出す。そして感性と悟性を総合するものとして位置づける。

それはデカルトのコギトのようにラディカルなものではない。経験の中心に堂々と鎮座しているのではなく、現象に寄り添う幽霊のごときものである。

科学革命が結果としてもたらしたのは、次のようなことだろう。一つは、真理と知が切り離されたということである。たとえばカトリシズムのように、教会が神と人の間に介在し、真理の場を寡占するという形態は、グーテンベルクの発明や宗教改革の衝撃もあって、すでに相当衰弱していた。しかしそれでもなお、ガリレオ裁判のようなことは起こりえた。デカルトもまた、官憲の目を恐れ、後半生はオランダ国内を転々としながら、隠れて棲んだ。

科学革命以降、知は権威から解き放たれていくことになる。先に述べたように、真理の保証人がいらなくなったのである。だが、同時に、それは真理の保証人がいなくなったということでもある。知は後ろ盾を失った。これは現在に至るまで一貫して続いている。原子力にせよ、遺伝子の問題にせよ、後ろ盾のないままに増殖した知が暴走する危険に、われわれはつねにさらされている。

もう一つは、自己が前面にせり出してきたことである。知と同様、この自己もまた、権威から解き放たれると同時に、神という後ろ盾を失っている。さらには、自然という故郷もまた喪失した。自己は、高らかに自らを称揚するかと思えば、一転して寄る辺のなさにふと気づき、慄然として立ち尽くすのである。

中心の空虚

足早に西洋思想史を概観し、科学革命の後始末を背負い込んだカントまでたどり着いた。われわれは今、ちょうど一九世紀の入り口にいる。

フーコーが『言葉と物』(一九六六)で示した時代区分を踏襲するなら、一七世紀中葉に始まる「古典主義時代」から「近代」へと移りゆく狭間に立っている。

ところであらためて近代の定義を求められると、それは容易なことではない。たとえばフーコーにしても、「ラス・メニーナス」や「ドン・キホーテ」などをめぐって古典主義時代について雄弁を振るった筆が、第二部の近代に入ると淀み始める。蓮實重彥は、『言葉と物』の「近代」に関するフーコーの言葉が、「巨大な中止符号」であり、「「記号」の廃墟である」と指摘している。何かがフーコーをためらわせているようである。

実のところ、近代の舞台は、古典主義時代においてすでに整えられていたのではないだろうか。少なくともその基本骨格は、デカルトとニュートンが作り上げた。さらに、それによってできたほころびを、早くもカントが彌縫《びほう》しようと試みていたのである。

このことを実感するには、ここに挙げたデカルト・ニュートン・カントという独身のスキゾイドの系譜に、一九世紀を代表する思想家として、たとえばマルクス、ダーウィン、フロイトを対照させてみればよいだろう。少なくとも思想の上で、どちらが近代的にみえるかは歴然としている。思惟においても心理においても、前者には後者にみられるような屈折はない。繰り返しになるが、一九世紀の初頭には、すでに近代という舞台はすでに開かれていたのである。だが、いざそこに登壇することに、人はためらっていた。

古典主義時代と近代を象徴的に分かつものを挙げるなら、まずはフランス革命にとどめを刺す。つまり、王の首が落ちたことである。神の没落とともに、これは決定的な出来事であった。王が民衆によって斬首されたことはまさに新しい時代の始まりを告げるにふさわしい出来事といえるだろう。しかしこの革命が象徴しているさらに重大な意義がある。ジョルジョ・アガンベンが指摘しているように、それは、王が法によって裁かれ、処刑されたということである。なにゆえにこうした手続きを踏んだことが重大な意義をもつのだろうか。それは、その時まで、王によって庇護されるものであった法が、その庇護者を断罪したからである。王は法の適用外にあったはずである。つまりは構造を安定させる例外項だったのである。それを自らの手で裁いたのである。

では、それ以降、法の正統性はどのように与えられるのだろうか。言い換えれば、真理の場としての法は、どのように確保されるのだろうか。この法が直面した問題は、まさに近代の人間に課せられた問題でもある。

個と普遍

再三出てくる例外項の存在であるが、簡単な例を挙げておこう。たとえば、精神分析家になるためには、訓練分析というプロセスを踏むことが求められる。自分自身が精神分析を受けるという体験をへて、資格が与えられる。しかし一人だけ例外がいる。創始者であるフロイトである。フロイトは訓練分析を受けておらず、その意味では分析家の資格はない。だが、精神分析を支える例外項として、この死んだ父が制度全体を支配している。

あるいは「トーテムとタブー」における暴虐な父もまた、例外項の典型である。彼が殺害されることによって、息子たちは父の支配から解放されるが、同時に法の支配を受けることになる。死んだ父は象徴的なものとして、より強力なものとなる。そして死んだ父には法は適用されない。

こうしてみるとき、フランス革命における王の殺害がいかにラディカルなものであるか、想像がつくだろう。それは象徴秩序を開闢する殺害ではない。王は単に法に則って処刑されただけである。退場しただけであって、あとに支配の痕跡を残さない。人々がルイ十六世の亡霊に怯えたり悩まされたりすることもなかっただろう。

なにゆえこのような事態が生じたのだろうか。社会学者富永茂樹は、フランス革命は絶対王政を転覆させるものだったが、しかしそれを可能ならしめたのは、まさに絶対王政という制度そのものだったと指摘している。それ以前のいわゆるアンシャン・レジームと呼ばれる時代は、王と民衆の間に、封建貴族という階層と複雑な制度が分厚く存在していた。この中間項が弱体化し、抜け落ちることによって、民衆は直接王にアクセスできるようになったのである。

三項図式から二項図式への移行。ここで参照したいのが、古代ギリシアより綿々と受け継がれてきた、〈類―種―個〉という分類のヒエラルキーである。古いといえば古いが、たとえばドゥルーズが、こうしたツリー状のヒエラルキーの支配に対して、リゾーム的な逃走線を仕掛けたりするのをみても、この論理は相当に強力である。だが、フランス革命が象徴しているのは、こうした階層モデルそのものが、中間項の消失ないし弱体化したことによって変質したことではないだろうか。

この章の冒頭で、ボードレールのモデルニテについての一節を引用した。彼のとらえた「近代なるもの」とは、半面が不易なもの、あとの半面が移ろいやすいものであった。普遍と個の対峙する構図である。われわれはようやくそこにたどりついた。

種の位置にあったものが抜け落ちることによって、このツリーが覆い隠していた問題が現れ出る。一つは個という問題である。それまでは、種は〈類＋種差〉であり、個は、その論理を延長して、〈種＋個体差〉とされていた。つまり個は誤差のなかに解消され、ツリーの中に埋もれていたのである。それが構造の変化をうけて、前面に押し出されてくることになる。この問題は、後で論ずることとして、類と個が向き合う構図そのものをまずみてみよう。

ここでいう類とは、ツリーの系列内の一つの階層というより、その頂点にあるものとイメージしてもらいたい。それは通常、個に対して姿を現さない。さまざまな中継地点がその間に介在している。

絶対王政は、この類と個が向き合う布置をもたらし、フランス革命では、中心にある類が殺害された。もちろん大雑把な把握である。しかし現在に至るまで、この基本構図はかわらないのではないだろうか。もう少し詳しくみておこう。

二つの神の死

王の殺害によって現れた中心の空虚という問題を突き詰めるなら、「神の死」に行きつく。そしてこの問題を正面から受け止めたのがニーチェである。一九世紀の他の思想家たちが、たとえばマルクスやフロイトにみるように、胃袋や性器といった身体の領域に人間の本性を求めたのに対し、彼は神の問題を棚上げにせず、その死がいかなるものかを見極めようとした。

ただし、ニーチェは系統的な思想家ではない。アフォリズム形式でレトリックを駆使し、言説を紡ぎだすという行為の中で、その効果としての真理を語り出した。

彼が「神は死んだ」というとき、おそらくは三つの死を区別する必要があるだろう。最初はイエスの死である。ニーチェはキリスト教に対しては敵意をむき出しにするが、その一方で、『アンチ・クリスト』などの、彼の精神が崩壊する直前の著作群が示すように、人間としてのキリスト、つまりはイエスのことが好きでたまらなかったはずである。『ツァラトゥストラ』の中では、〈駱駝→獅子→幼児〉という精神の三つの変容が語られるが、ニーチェはイエスの中に幼児をみていたのだろう。

このイエスの死には、何の含むところもない。芥川龍之介の言葉を借りれば、彼は自らの「詩的正義に殉じた」までである。太宰治は、イエスの無垢なることへの強いエンヴィ（羨望）から、「駆け込み訴へ」という悪魔的な短編を書きおろした。

イエスは卒然として死んでいった。そこに悲劇を読み取るのは、われわれの側である。彼は神との契約に愚直なまでに忠実だっただけである。それが既成権力にとっては不都合なものだった。さらに厄介だったのは、隣人を愛せよと説いたことだろう。この愛は、ニーチェのいうルサンチマンとはまったく無縁のものである。

次にくるのが、キリストの象徴的な死である。ニーチェの批判が牙をむくのはこの死に対してである。イエスは端的に死んでいったのだが、その死がパウロによって、あらたな解釈を与えられることになる。つまり、キリストはわれわれの罪を背負って、われわれの代わりに死んでいかれたのであると。

幼児としてのイエスは、ピュシスの側にいる。そして多くの神話の主人公のように、非業の死を遂げることになる。ノモスの側には、個としての彼の死はどうにも都合が悪いのである。そしてノモスのしたたかさは、この殺害を、さらに支配の装置として利用することにある。あるいは見方を変えるなら、殺害こそがノモスを生み出す。「トーテムとタブー」でみたロジックである。

ここにみる二つの死は、マルクスの言葉をもじるなら、次のように言うことができるだろう。一度目はリアルに、二度目は象徴的に、と。

第三の神の死

われわれは知らぬ間に、罪を犯し、そしてその罪は知らぬ間に、「あの方」によって贖《あがな》われている。このように、いかにも強力な支配のからくりが、永らくヨーロッパ社会を支配してきた。それゆえ近代で問題となる第三の神の死は、この制度ぬきには考えられない。

一つの先駆けが、キリスト教の内部ですでに起きていた。宗教改革である。カトリックでは、神と人の間に教会が介在し、それをとおしてのみ、人々は神とつながりをもつことができた。特権的な位置を占めていたわけである。だが他方、教会は神に対して象徴化の機能を果たしていた。神という苛烈なものが降り下ってくるのを、整流していたと言えるだろう。それに対して、プロテスタントはそうした媒介を廃棄しようとする。

宗教改革を代表する者といえば、ルター（一四八三—一五四六）とカルヴァン（一五〇九—六四）である。この二人は精神医学的にも、興味深い対をなす。両者の間には、生きた状況に大きな違いがあるが、それらをはるかに凌駕するのが気質の差である。二人はほぼ範例的ともいえる対照的な気質の持ち主である。

ルターは典型的なチクロイド（循環気質）であり、数回のうつ病相と、時々挿間される高揚した状態が反復するという気分変調を示している。彼の免罪符批判や信仰義認説は、当時の教会権力と真っ向から対立するものであり、実際、彼はローマ教会と論争の末、破門されるにいたる。出来事としては瞠目すべきものだった。

しかし、ルターの気質は、アンビバレンスをはらみながらも保守的であり、権威志向的である。教会との論争も、本来は制度内改革を目指したものであり、あくまで神への忠誠に基づくものである。なるほどそれは激烈なものであったが、神についての考え方自体には、取り立てて目覚ましいものは含まれてはいない。そこでは神との間はまだ断ち切れていない。それどころかルターの内面は神と強いつながりをもっていた。そして怒り裁く神と、恵み許す神の間で激しく揺れ動いた。彼の宗教改革が「中世的現象」と呼ばれるゆえんである。

他方、カルヴァンは典型的なスキゾイドであり、彼においては、神と人の間は決定的に断絶している。それを直截に示しているのが、「予定説」である。死後、天国にいくか地獄に落ちるかは、すでに神は決めておられ、人はそれを知るよしもない。そしてわれわれが何をなそうとその決定は覆ることはない。もしそのようなことがあるならば、われわれが神の歓心を買い、神の判断に影響を与えることができるということになる。

ではプロテスタンティズムはいかにしてニヒリズムを回避しえたのだろうか。その一つが職業的エートスである。世俗にあって禁欲的な生活を営み、ひたすら富の蓄積に邁進することである。これがエートスであるのは、見返りを求めない点にある。何かの目的のために禁欲し蓄財するのではない。

カトリックの場合、教義や教会にかかわることに対しては厳格であるが、それ以外の領域に関しては、比較的お目こぼしが効くというところがある。ガリレオの晩年の悲劇は、そのあたりを読み違えたことによるのだろう。確かに教会は権威的であるが、神の問題を一手に引き受けてくれていた。そして世の愉しみに対しては比較的寛容だったのではないだろうか。

プロテスタントでは、人は神と隔てられているが、他方で神の威力は、教会を経由せず、ダイレクトに個人に及んでくる。それゆえエートスは、生活の隅々までに浸透し、世俗の生活が修道院の営みのようになる。見方を変えると、象徴を介さないリアルな力の現れが、プロテスタンティズムのエートスであったと言えるかもしれない。

不可視のまなざし

もう一つの参照枠としては、フーコーの権力論がある。彼は古典主義時代から近代への権力形態の移り行きを、君主権的権力から規律権力として描いた。君主権的権力とは、王に代表される目に見える権力である。それは紋章、王宮、旗など、さまざまな象徴によって取り巻かれている。それに対して規律権力は目に見えない。フーコーがその範例とするのが、ベンサムの考案したパノプティコンという監獄のモデルである。円筒形の建物の外周にそって独房が配置され、各部屋の窓は内側の中庭に向かって設置されている。その中庭には監視所が置かれている。そこから房の中の囚人を監視することはできるが、囚人からは監視所の中は見ることができない。

パノプティコンに収容された囚人は、つねに監視するまなざしにさらされている。監視所に看守がいるかいないかは問題ではない。なぜなら、いてもいなくても、その効果は変わらないからである。

フーコーは、こうした不可視のまなざしによる監視が、近代以降の権力の形態であると説く。そして、このまなざしにさらされる個人は、自主的に自分を規制することになる。ここではまなざしの方向が逆転している。かつての権力は光背に縁どられ、それを仰ぎ見る民衆は暗がりの中にいた。しかし今度は個人の側がステージに上がり、それを暗がりから権力が監視しているのである。

第三の「神の死」とは、神を象徴化する装置全体を撤廃することである。神はとうに死んでいるのだが、そのこと自体によって象徴的に生き延びている、その命脈を断ち切ることである。では、このニヒリズムによって何が招来されるのだろうか。

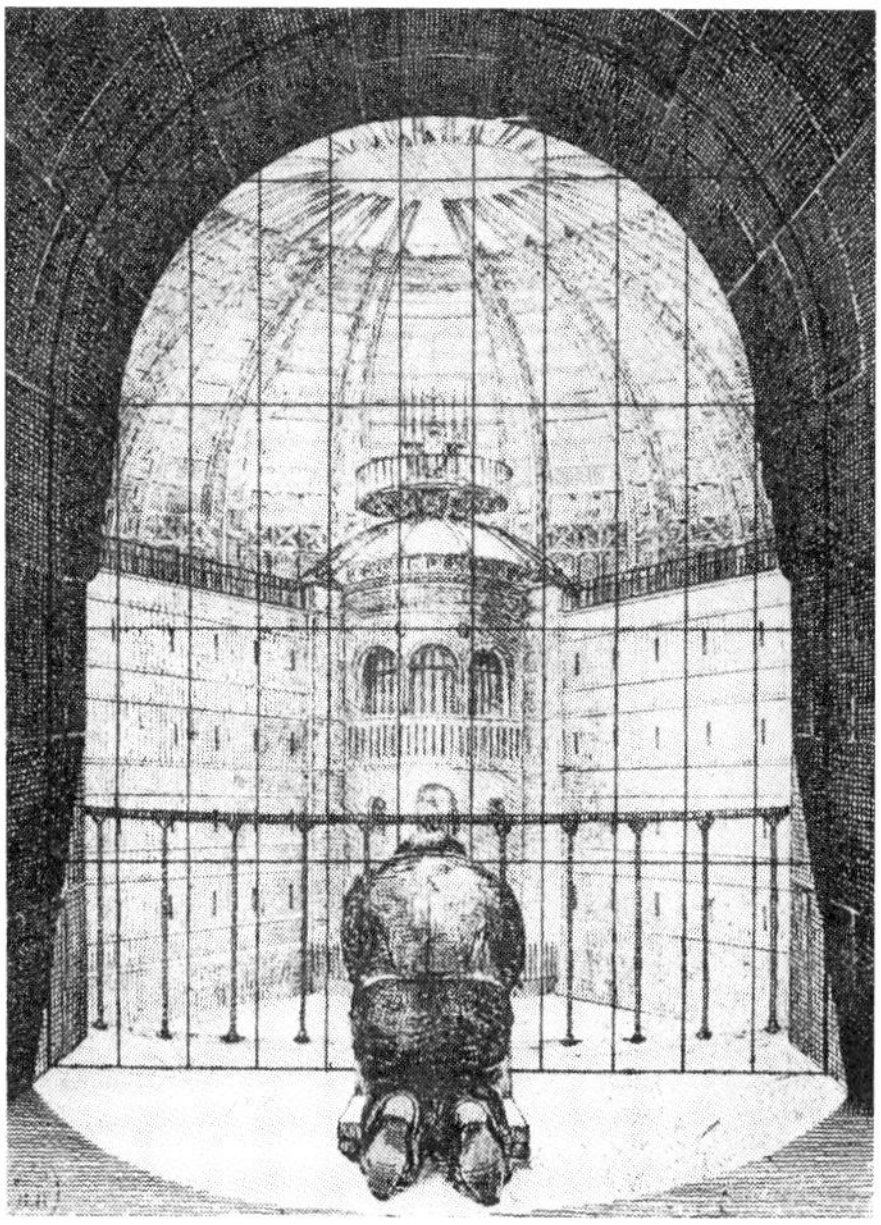

図11　パノプティコンの中で祈る囚人

（N.アルー＝ロマン『懲治監獄の計画』1840年、M.フーコー『監獄の誕生』新潮社、口絵21より）

リアルなものの噴出

神とのつながりを見失った人は、孤独で寄る辺のないものとして放擲《ほうてき》されるだろう。そこにもたらされるのは、もはやまどろむことなく、リアルな喪失に立ち会う意識である。萩原朔太郎は、ボードレールについて次のような一節を残している。

阿片喫食者の夢みる月光のやうに、いつも蒼ざめた病魔の影に夢遊して居たボドレエルのやうな人が、その反面の人格に於て、あんなにも明徹な、白日のやうな理性を隠してゐたといふことは、推察するだにも傷ましい近代的の悲哀である。なぜといつてその明徹な白昼の理性は、一方に於ての幽冥な月夜の幻想に対して、いつも惨憺たる否定と幻滅とを感じさせるからである。

（「新しき欲情」『萩原朔太郎全集 第4巻』筑摩書房）

ボードレールのメランコリーには、白日のような理性と、その代償として失われようとしている「幽冥な月夜の幻想」との間の傷ましい軋《きし》みから生まれいずるものであったことを、朔太郎は見抜いていた。自律した理性はリアルな喪失を癒すことができない。阿片や酒精をもってしても、ボードレールはまどろめなかったのである。それはベンヤミンの言うように、一九世紀そのものの悲哀であった。

しかしニヒリズムは単に喪失だけを意味するのではない。「神がいなければすべてが許される」と嘯《うそぶ》いたラスコーリニコフが、その行為の果てに、かえって神的なものの到来にみまわれたように、事情はそれほど単純ではない。これを回心したと言ってしまえばそれまでである。だがニヒリストの中に、人は時として神々しいものを感じないだろうか。さらにいえば、ニヒリズムを徹底して、つまりは神を殺しきることによって、人は初めて神に出会うのではないだろうか。

ここでいう神とは、象徴化を経由しないリアルな神である。

ノモスがそれを開闢した暴力をその中に隠し持っていることはすでに前章でみた。言い換えれば象徴的なものとリアルなものはリンクしていたのである。その箍がはずれるとき、リアルなものが剝き出しとなる（＊1）。

＊1　ここまで「リアルなもの」をはっきりと規定しないままに使ってきたが、そろそろ定義らしきものをしておこう。

リアルなものとはそれ自体は体験されないものである。ジャック・ラカンの「現実的なもの」（le réel）にほぼ相当する。それは体験に先行するものであり、このリアルを核として体験が構成される。たとえばそれは物語化されない出来事（トラウマ）であり、あるいはデッドな「もの」としての脳である。

起源と断ち切れた象徴的なものは、もはやリアルなものを鎮撫し隠蔽することはできない。同時に、リアルなものは、おのれを表象するすべを知らない。

こうして神の第三の死によるニヒリズムは、リアルなものを招き寄せる。そしてそれは二つの様態をとる。一つは徹底的な空虚に立ち会わせるものであり、今一つは苛烈で暴力的なものを招き寄せる。

近代的狂気の二つの水脈

まどろめない意識は、象徴的な神という桎梏から解き放たれたことの代償である。そこから二つの精神病理の水脈が流れ出る。一つは、ボードレールにみるような、メランコリックな意識である。そこには意識がもはや返るべき故郷を失ってしまったという悲哀、神を殺害したという罪悪感、さらには神に見放されたという絶望がある。

もう一つはスキゾフレニックな意識である。神は単にいなくなったのではない。カルヴィニズムや規律権力にみるように、そこでは、人は得体のしれない力に貫かれ、みえないまなざしにさらされうるのである。そして、それらがめがけてやってくるのは、彼らの「内面」である。

それゆえ第三の「神の死」と対をなすモダンの意識は、二つの課題を背負っている。一つは、寄る辺なさに耐えることである。いいかえれば、自分が決定的に目覚めており、もはやまどろむべき故郷の懐をもたないという喪失を引き受けることである。近代的意識はある種の喪の作業に耐えなければならない。

もう一つは、自分で自分を律すること、自己のなかに自分を統制する原理をもつことである。それは、目覚めた意識にかかってくる力への防波堤となる。ただし、のちに示すように、この自律が病理を引き寄せるという皮肉な事態も起こりうる。いずれにしても、この自律に際しては、自己の中に超越論的水準と経験的水準の二つのレベルを抱え込むことが求められることになる。

近代的自己とは、このようなリスクをくぐり抜けて成立するものである。というよりも、その成立のプロセスの中に、メランコリックとスキゾフレニックという二つの精神病理が内包されている。いうなれば、狂気と表裏一体の関係にある。むしろ病者たちは、モダンの真理に殉じたといってよいかもしれないのだ。

一九世紀は、舞台の中心が空けられたのであるが、単純に人間がそこに即位したわけではない。むしろ大いなるためらいの世紀であったといえるかもしれない。そして、右に挙げた近代的自己であるための二つの課題は、個体発生の上における難所を構成するものとなるのである。

第六章

メランコリー——死せる母

あの慌しい少年時代が私にはたのしいもの美しいものとして思ひ返すことができぬ。「燦爛とここかしこ、陽の光洩れ落ちたれど」とボオドレエルは歌つてゐる。「わが青春はおしなべて、晦闇の嵐なりけり」。少年時代の思ひ出は不思議なくらゐ悲劇化されてゐる。なぜ成長してゆくことが、そして成長そのものの思ひ出が、悲劇でなければならないのか。私には今もなほ、それがわからない。……

——幼年は固く封印を押された函を大切に持つてゐる。少年はそれを何とかして開けてみようとする。蓋はあけられた。中には何もはひつてゐない。そこで彼は了解する。「寳の函といふものはこんな風にいつでも空つぽなものなんだ」彼はそれから自分の立てた定理の方を大切にしはじめる。即ち彼は「大人に成つた」のだ。だが函は果して空つぽであつたのだらうか。蓋をあけた途端、何かみえない大事なものがにげ出して了つたのではなからうか。

（三島由紀夫『煙草』）

精神の病は時代とともに変遷し、関係の総体の中でその形が規定されてきた。この章と次の章では、メランコリー（うつ病）とスキゾフレニア（統合失調症）という二つの精神の病を取り上げる。双方ともにモダンと深いかかわりをもつ疾患である。決して稀なものではない。それぞれ一〇〇人から二〇〇人に一人が罹患する。むしろcommon diseaseといってよい。これらの病を陰画として、モダンにおける自己の成り立ちをみていこう。

精神医学略史

狭義の精神医学はたかだか二世紀の歴史しかない。二百年前にフィリップ・ピネルが開始し、百年前にエミール・クレペリンが基本骨格を作った。これがミニマムな近代精神医学史である。ピネルは、当時犯罪者などと同じ所に監禁されていた狂人を鎖から解放し、医学の正当な対象とした。彼は、狂気においても理性は無傷であり、むしろ情念などが判断を歪めることによって人は病に陥るのだという立場を取った。いわゆる「部分狂気」という発想である。それゆえ治療は無傷の理性に働きかけることであり、さまざまなモラル療法が考案された。こうした一連の出来事は、外部へ排除されていた狂気が、「疾患」として内部に取り込まれていくことを予兆している。

それから一世紀の間、精神医学は疾病分類のあるべき姿を模索し続け、最終的にクレペリンの二大精神病論に収束することになる。彼は精神病を「早発性痴呆」（「精神分裂病」→「統合失調症」）と「躁うつ病」（「うつ病」を含む）の二つに分類した。これはクレペリン自身の丹念な臨床観察から導き出されたものである。だが、精神の病が二つに収束したことには、何か意義深いものがあるのかもしれない。

現在の科学的意匠をまとった精神医学ではほとんど顧みられることはないのだが、精神の病は真理開示性をもつ。時代や文化を反映し、そしてその中で生きる人間がどのような困難を抱え込み、あるいはどのようにそれを隠蔽しているのかを陰画として示している。精神の病が忌避されることの一端がここにある。

では、統合失調症と躁うつ病（うつ病）という二つの病は、いかなる真理を指し示しているのだろうか。おそらくそれは「自己」というものと深くかかわるものだろう。というのも、これらの病はまさに自己を舞台として起こるものであり、そしてまた治療で目指されるのは自己の回復だからである。

もう少し突っ込んでいうなら、自己の起源と関わるものである。前章で示したように、近代の入り口において、人間は神と自然から切り離され、表舞台に押し出された。この自律に際して求められたのは、神話と歴史の分離であり、超越論的機能を神から自分のうちに取りこむことであった。つまり起源的なものとのかかわりを再編するように求められているのである。

何度も反復されたテーゼであるが、自己が自己であるためには、その起源が隠蔽されていなければならない。それは私にもわからない謎である。精神の病が陰画として示しているのは、自己が正気であるために、そこから距離をとらなければならない起源の真理ではないだろうか。

この章ではメランコリー（うつ病）を取り上げる。実のところ、昨今の医学の現場では「メランコリー」という用語はほとんど使われない。それをあえて使用するのは、現在流通しているうつ病概念が、アメリカ流のスーパー・フラットな診断カテゴリーの影響下で、あまりにも皮相で拡散したものとなっており、精神病理学的な議論に堪えないからである。ここでいうメランコリーは、「狭義の意味におけるうつ病」という程度に解しておいていただければと思う。

あらかじめ大まかな見取り図を示しておくなら、近代におけるメランコリーの精神病理が示しているのは、自己は何かを失って自己になるということ、そしてその喪失はさらにその向こう側にあるトラウマを隠蔽するものであること、である。

メランコリーの系譜──森から都市へ

メランコリーという病は、すでに古代ギリシアにも存在した。それはヒポクラテスの医書に記載されており、姿かたちは時代とともに変遷しながらも、今日のうつ病および躁うつ病にまでなだれ込んでいる。

この二百年の流れを眺めると、すぐさま目につくのが軽症化である。時代とともに病気の現れ方は軽くなっている。たとえば一九六〇年代には「軽症うつ病」というタームが現れたが、それは「外来でも診ることのできるうつ病」というほどの意味であった。裏を返せば、その頃はまだ、うつ病というものは入院治療がスタンダードだったのである。

さらに一九八〇年代には、もはやうつ病は精神病ではないとされ、大多数の事例は外来でフォローされることになる。現在では、スティグマ（負の烙印）はかなり軽減された。診断の閾《しきい》は大幅に切り下げられ、わが国ではこの四半世紀の間に患者数は十倍に膨れ上がった。

遡ると、一九世紀の初めにピネルが部分狂気観を提唱したのも、その対象はもっぱらメランコリーであった。つまり真っ先に内部へと取りこまれた狂気といえるだろう。ピネルの弟子で一九世紀を代表する精神科医であるエスキロールは、医学用語としてのメランコリーを廃棄すべきであると主張した。すでにあまりにもポピュラーなものとなっており、専門用語にはふさわしくないというのがその理由である。この世紀がいかにメランコリーと親和性のある時代であるかを物語っている。

富永茂樹は、フランスの政治家であり文人でもあるトクヴィルを通して、一九世紀のメランコリーを描き出している。実際、トクヴィルは十代でメランコリーに罹患してのち、生涯に何度か病相を反復した。富永は、トクヴィルのメランコリーの背景に、世界に対する確信を失った不安を読み取っている。

この不安の淵源をたどれば、王の殺害がもたらした中心の空虚に由来する。たとえばデュルケーム（一九一二）は次のように述べている。

> 社会が自ら神となる、あるいは神々を創造する傾向を、フランス革命の初年においてほど明らかに見うるところはない。事実、このときには、全般的狂熱の影響によって性質上はまったく世俗的な事物が世論によって聖物に変換された。すなわち、これは祖国であり、自由

であり、理性であった。

（デュルケム『宗教生活の原初形態（上）』古野清人訳、岩波文庫）

ここで中心の空虚を占めにやって来るものとして挙げられた三者は、はたして聖なるものにとって代わることができたのだろうか。デュルケームに言わしめれば、本来は世俗的なものだったのである。それゆえ僭主の顔をしている。

三つの統制原理、つまり「祖国」、「自由」、「理性」を並列に置くには少し違和感がある。祖国とは、近代国家という新しい形態を指しているのだろうが、むしろ復古的であり、ノスタルジーを感じさせる。他方、自由と理性は理念である。ただ、「世俗的」というからには、それらはデュルケームの時代には、すでに使い古されていたのかもしれない。

自由も理性も、もはやデカルトやカントの思惟におけるようなエッジの鋭さはない。その本来の震撼させるインパクトは覆い隠されている。自由は束縛されていないことであり、理性は合理的といった程度のことになっていないだろうか。

中心の消失とともに現れたのは、白々とした襞のないフラットな空間である。あたかも熱帯雨林からサバンナに追い立てられた時に、われわれの祖先がこうむったトラウマの記憶と重なり合う。そこには不安とともに、何か大切なもの、自分の故郷を失った悲哀がある。そして自由も理性も、フラットな空間を押し広げるのに与っている。

トクヴィルの主著『アメリカのデモクラシー』（一八三五）は、彼の渡米時の体験を綴ったものである。その中で彼は、平等がいきわたり、清潔で、平安と繁栄を謳歌しているはずのアメリカ社会における「奇妙なメランコリー」を描き出した。文化的には後進の地であるが、トクヴィルはアメリカの都市生活の中に、来るべきメランコリーの姿を嗅ぎ取っている。彼が繰り返し使う「奇妙な」という形容詞は、なにゆえにこのような明るい空間の中で人はメランコリーに陥るのか、という戸惑いである。

トクヴィルの叔父にあたる作家のシャトーブリアンは、彼に先だって渡米し、そこで同じようにメランコリーに罹患した人たちに遭遇している（一八〇二）。ただ、シャトーブリアンが見出したのは、森に取り残された人たちであった。アガンベンの若き日の著作『スタンツェ』によると、中世ではメランコリーとはファンタスマゴリー、言い換えれば空想の跳梁跋扈《ちょうりょうばっこ》する表現に富んだ病態だったという。つまり、夢や想像力、そして森と親和性のある病だったのである。

叔父のシャトーブリアンと甥のトクヴィルは、新大陸で、奇しくも新旧のメランコリーに遭遇した。メランコリーがその棲息の場を森から都市に移しつつあることを象徴的に示している。森に取り残されることではなく、森から放逐されることが、新しいメランコリー、つまりは「うつ病」の姿となる。そして病理の水準は、夢や想像力から自己へと移動する（＊1）。

＊1　この移動は、カントの中にも認められる。彼の主著『純粋理性批判』の初版（一七八一）と第二版（一七八七）を比較すると、初版では、統覚の位置にくるのが構想力（想像力）であっ

たが、第二版では「われ思うIch denke」に書き換えられている。

さらに言い換えれば、新しいメランコリーは、森の胎内で紡ぎだされるアルカイック狂気ではなく、森という故郷を失ったがゆえの悲哀、より正確にいうなら、喪にかかわる病である。ここで森という表象に託されているのは、つきつめるなら、自己にとっての原初的対象に帰着する。

メラニー・クラインを書き換える

自己の成り立ちに深くかかわる故郷喪失とは何だろうか。この問題への回答を試みるにあたって、ここではメラニー・クライン（一八八二—一九六〇）の理論を参照しよう。

クラインは精神分析における対象関係論の開祖である。彼女は精神分析の舞台を、エディプスという父性的なものから母子関係へと転換させることにより、新たな局面を切り開いた。

彼女は並はずれた臨床的直観の持ち主であったという。他方、あまり表立って言われないのだが、その天才的な閃《ひらめ》きに対して、理論構築はかなり粗雑である。それゆえここでは筆者なりの解読を差し挟みながら、原初的対象の問題を考えてみよう。

彼女の理論の要の位置にあるのが「抑うつポジション」という概念である。教科書的な説明をするなら、それはおおよそ次のようなものとなる。

「抑うつポジション」とは、生後六カ月ごろの子どもにみられる心性である。それは、「部分対象」である「良い対象」と「悪い対象」が統合されて「全体対象」となる段階であり、「良い対象を破壊してしまったのではないか」という「抑うつ不安」によって特徴づけられる。

この抑うつポジションに先立ち、部分対象関係の段階である「妄想‐分裂ポジション」がある。赤ん坊はまだ母の全体像を知らず、そのつど乳房、顔、あるいはその他のパーツと関わる。これらのパーツは、時間的にも連続性がなく、断片化されている。これが「部分対象」と呼ばれるものである。そこでは一つの対象が、満足を与える「良い対象」と、欲求不満をもたらす「悪い対象」に分裂している。母の乳房は、それが乳を与える時には「良い対象」であり、拒む時には「悪い対象」となるが、この二つは同じ乳房とは認識されていない。

発達の文脈では、「妄想‐分裂ポジション」の方が先にくる。そこから部分対象が統合されて「抑うつポジション」にいたるという順を踏む。しかし、クラインがまず発見したのは抑うつポジションの方であり、しかる後に「妄想‐分裂ポジション」が定式化されたのである。瑣末なことのようにみえて、この順序は意外に重要である。

《メラニー・クラインは四人同胞の末子として生まれたが、父からも母からも愛情を受けなかった。クラインの母がかなり問題のある人物だったことは確からしい。羨望が強く、ことあるごとにメラニーに干渉した。

クラインは二一歳で結婚したが、その後、うつ状態に陥っている。クラインの母は、以前もメラニーを仲のよかった兄から引き離そうとしたが、今度は新婚まもない彼女を自宅に呼び戻し、夫との間を裂くような行動に出ている。三二歳の時、母が亡くなるが、クラインのうつ状態はさらに深刻なものとなった。そのため、フロイトの愛弟子であるフェレンツィの分析治療を受けることとなり、数年を経て、ようやく回復した。

クラインに分析家になるよう勧めたのは、主治医であったフェレンツィである。彼は、医師でもなく大学で学ぶ機会もなかったクラインに、才の煌《きらめ》きを見出した。その後クラインはブダペストで小児分析に携わり、次いでベルリンでカール・アブラハムの指導を受け、その後ロンドンに拠点を構えることになる。ちなみに、アブラハムはフロイトに先駆けて、うつ病の精神分析理論を構想した人物である。

五二歳のとき、クラインは長男ハンスを登山事故で失い、葬儀にも出席できないほどの打撃を受けた。しかし彼女はもはやうつ状態に陥ることはなかった。その代わりに生み出されたのが「抑うつポジション」という概念である。》

このように、クラインの抑うつポジションは、彼女自身の抑うつと深く関連している。したがって、メランコリーの真理をどこかで言い当てている。同時に、クライン固有の問題が影を落としている。

クラインが抑うつポジションの着想にいたったのは、彼女自身が「良い母」というものを発見したこと、息子の死を悼む母の愛というものに気づいたことによるといわれている。喪の作業が発動したのである。実際、「抑うつポジション」の概念は、病理を示すものというよりは、治療論的・回復論的な方向性をもっている。それは対象が修復可能であることを示し、「償い」という力動概念に結実した。

では、何からの回復なのだろうか。クラインによると、「良い対象を破壊してしまったのではないか」という抑うつ不安は、しばしば「破壊した対象から復讐されるのではないか」という迫害不安に転化するという。

これはクライン自身のパラノイド体質とでもいうべきものであり、母との不幸な対象関係が色濃く反映されている。抑うつポジションの中にメランコリーの真理を求めるならば、まずはこうしたバイアスを払拭しておかなければならない。その際出発点となるのが「全体対象」という概念である。

対象はすでに失われている

重要なことは、全体対象からすべてが始まるということである。そして全体対象とは一挙に与えられるものである。それは「良い対象」と「悪い対象」が徐々に統合されていくというような代物ではない。これは初心者への説明には向いており、よく使われる図式なのだが、いったいどうやったらそのようなことが起きるのだろうか。

抑うつポジションと、それを特徴づける抑うつ不安が前提としているのは、「良い対象」と「悪い対象」がすでに弁別されているということである。というのも、両者が区分されてはじめて、良い対象が悪い対象によって破壊されるのではないかという不安が起きるからである。区分されていなければ、そのような不安は起きようがない。

さらにその前提となるのが、良い対象と悪い対象が同じ次元にあるということである。そうでなければそもそも弁別ということ自体が起こらない。そしてこの時点で、すでに全体対象が現れている。すなわち、部分対象がその上で展開される舞台、これこそがまさに全体対象なのである。全体対象は、体験が体験として成り立つための礎石である。部分対象は、全体対象が設定されることによって、はじめて問題とすることができる。この順序は逆にできない。もっとも部分対象を考えることが間違っているわけではない。そうではなく、それを全体対象に先行するかのように実体化してはならないということである。

このことは、言語と言語以前を区分けする問題と構造的に似ている。精神分析家十川幸司が指摘しているように、「言語以前」という次元は、言語が獲得されたのちに拓かれるものである。言語が設定したものと言ってもよい。

すでに言語の世界に棲み、言語によって徹底的に構造化されているわれわれは、この構図を逆転させることはできない。しかしそれでもつい「言語以前」を実体化してしまうのであるが、これもまた「言語のみる夢」である。

また、エディプス・コンプレックスというフロイト理論の要となるものも、全体対象によって可能となる。というのも、エディプスの構成要素である父や母が、対象として成立していなければならないからである。ただしのちにみるように、この関係は一方的なものではない。

剝奪のトラウマ

では、抑うつポジションの背後には、どのような精神病理がひそんでいるのだろうか。クラインが抑うつポジションを概念化するにあたって、そのイメージを与えたのは「離乳」という契機であった。これを敷衍《ふえん》してみよう。

乳房から引き離されて、言い換えるなら、乳房を剝奪されて、乳児ははじめて全体としての母を見出す。つまり全体対象は、離乳の代償として発見されるものである。この剝奪は「トラウマ」である。母が見出された時、そこにはもはや埋め合わせのできない距離が発生している。すなわち、対象は見出された時には、すでに失われている。あるいは失われたものとして発見されるのである。十全なる対象がわれわれに与えられることはない。すでに欠如が刻み込まれたものとして与えられるのである。

こうしたトラウマを抑うつポジションは隠し持っている。ラカンはクラインの「悪い乳房」という対象の出現を、カントの「剝奪無（nihil privativum）」の観点から論じている。ラカンによればこの「悪い乳房」の出現こそが最初の対象であり、「良い乳房」は「悪い乳房」という対象の出現後初めて、主体に対して対象として現れる。クラインもまた、「最初の意識の叫びは悪い対象からの迫害と結びついている」と述べている。

まさに明察というべきだろう。しかしここでラカンやクラインが悪い乳房と呼ぶものは、彼らの意に反するが、部分対象ではない。対象である限り、それはすでに全体対象でなくてはならない。

クラインの悪い乳房とは、剝奪というトラウマである。このトラウマの到来によって自己は目覚め、対象を見出す。このトラウマは自己に先行している。自己は、それを対象に穿たれた欠如の中に、事後的に見出す。

では「良い対象」とは何であろうか。対象とはすでに悪い対象によって傷つけられたものとしてしか現れない。それゆえ、良い対象とは幻想的なものであり、傷つけられる以前にあったと想定されるものである。

ひとまず整理しておこう。母という原初的対象から分離される時、自己は母を対象として発見する。だがそれは、すでに剝奪のトラウマによって欠如が刻み込まれたものとして見出される。「悪い対象」とは、このトラウマに他ならず、それは対象の中に欠如のしるしとして跡をとどめている。このトラウマは自己に先行し、自己を覚醒させるものである。他方、「良い対象」とは、悪い対象の到来以前にあったものとして想定される幻想的次元のものである。

抑うつポジションの彼岸

このように再解釈するなら、抑うつポジションとはそれ自体病理的なものではないことがあらためて確認されよう。自己の覚醒と対象の発見には、それに先行する剝奪のトラウマが不可避である。これはわれわれの意識に共通して内在する「根源的メランコリー」とでもいうべきものである。

すでに述べたように、抑うつポジションは、クラインがみずからの内なるメランコリーを乗り越える中で産出されたものである。それゆえ回復の標識である。

では、メランコリーの病理はどこに見出されるのだろうか。そのためには、クラインが何から回復したかということを今一度問う必要があるだろう。抑うつポジションを獲得することによって、彼女はそれまで凍結していた自分の母の問題を扱うことが可能になったのである。

クラインの「抑うつ不安」、つまりは「良い対象を破壊してしまったのではないかという不安」は、破壊したことに対して復讐されるのではないかという「迫害不安」へと転化しうる。これは復讐の連鎖を引き起こし、際限のない闘争が繰り広げられることになる。これはすでに「妄想－分裂ポジション」の様態に足を踏み入れている（＊2）。

＊2 「妄想－分裂ポジション」は、その名称から統合失調症（分裂病）の精神病理を連想させるものであり、実際、強引に当てはめられることがある。しかしこれは統合失調症の臨床に取り組んでいる臨床家からみれば、方向感覚（センス）のずれた議論である。そしてまた、クラインは統合失調症に親和性を持つ人ではない。

クラインは一九四六年（六四歳）ごろ、迫害不安のさらに向こう側に、「解体不安」（＝絶滅不安、annihilation anxiety）という病理を想定した。この不安は、現れるやすぐに迫害不安に席を譲ってしまうのではあるが、クラインが一瞬のぞき込んだ深淵である。

クラインによると、解体不安は、自己の断片化、ないしは解体と拡散という形象をとる。しかしメランコリー論としてパラフレーズするなら、むしろ「大切なものを破壊してしまいたい」という衝動がぴったりくるだろう。この場合は「絶滅不安」という訳語の方がしっくりとくる。大切なものとは、原初的対象である。そしてその対象をその胎内から食い破る、あるいは対象を道連れにするという、絶滅のイメージである。

さらにクラインは一九五七年（七五歳）ごろ、最晩年にいたって、あらためて「羨望（envy）」を取り上げなおした。それは乳幼児が欲求不満にさらされたとき、自分に与えるべき良いものを持っている母ないし乳房に対して、それを破壊してしまう心性である。

ただ絶滅不安も羨望も、乳幼児の側だけにあるのではない。むしろ問題は母の側である。つまり母の絶滅不安や羨望によって、呑みこまれ、食いつくされてしまう恐怖である。この「羨望する母」は、まさに第四章でみた「ピュシスとしての母」である。フロイトが父の罪をかぶったように、クラインもまた母の病理をみずから引き受けたといえるのかもしれない。

羨望は対象関係そのものを破壊する。この病態はもはや対象の成立した水準にはなく、臨床的には自殺、あるいは破壊的行動化として現れる。まさに死の欲動のクライン・ヴァージョンである。

死せる母――なかったことにするということ

抑うつポジションの彼岸には、もう一つ重要な様態がある。それは「死せる母」である。「死せる父」がノモス（法、掟）の系であるのに対し、「死せる母」は豊饒なる生の陰画として、ピュシス（自然）の系のものである。

クラインが「抑うつポジション」を定式化するまで、彼女の中において、母はどのような様態にあったのだろうか。自分を見捨て、あるいは食いつくそうとするものに対して、どのような対応が可能なのだろうか。

この場合、有力なのが「否認」である。ここでいう否認とは、抑圧の系列に入るものではない。うつ病、および躁うつ病において、基本的に作動している機制である。それが招来するのは、そもそも問題自体が「なかったこと」とされる、そうした徹底的な否認である（＊3）。

＊3　クラインは母を美化した自伝（未完）を書いているが、執筆当時、クララ・ウィニコット（ドナルド・ウィニコットの妻）の訓練分析をしていた。そのセッションの中で、クララが自分の母親について話したところ、クラインは「母親の話をいくらしても無駄です。母親はもう死んでいて、あなたにできることは何もないのだから」と言い放ったという。

多少深入りすることになるが、ここでフランスの精神分析家ニコラ・アブラハムとマリア・トロックが練り上げた「体内化（incorporation）」というメカニズム、そして「クリプト」という心的装置を参照してみよう。

体内化がどういうものか理解するためには、「取り入れ（introjection）」という機制と比較するとわかりやすい。「取り入れ」は、通常の発達過程を促すものである。そのもっとも原初的な形態は、口の内の空虚を満たすことにある。空腹をかかえた乳児は泣く。その泣き声に母親が授乳で応じると、空腹は満たされる。しかし満足は遅れて与えられるのであり、それに先駆けて泣き声＝叫びがまず口腔内を占める。

成長するにしたがい、叫びは言語に置き換えられてゆく。最終的に口の内の空虚は、言葉によって満たされることになる。十全な対象が与えられぬ以上、言い換えれば、遅延が解消不可能なものである以上、このような満たし方をするよりない。この遅延とは、叫んでから母の応答が返ってくるまでのラグである。空虚に名が与えられるまでの、ぞっとするような深淵である。言語はこの深淵を埋め合わせるとともに、語る者を主体化して、言語の主人であると思い込ませる。

実のところ、抑うつポジションにおける全体対象の成立と言語による対象の措定は、ほぼパラレルである。クラインもクライン派も、このあたりをあまり厳密に理論化していない。第三章で示したフロイトの孫の糸巻き遊び（「フォルト」と「ダー」）を思い起こそう。子どもは「ない」を象徴化することによって、母を〈ある／ない〉の言語的次元に取り込み、母の不在（トラウマとしての悪い対象）を乗り越える。母は表象となり、恒常性を獲得する。

構造としての言語は、全体対象と同じく、一挙に獲得される。この言語的審級の到来によって、自己は目覚め、事物の世界に張り付いた状態から引き剝がされる。その時対象は、すでに言語化されたものとして発見されるのである。この言語化のしるしは、全体対象に刻み込まれた欠如の痕跡に対応するものである。

この時、言語が両義的なものであることを再確認しておこう。つまり、言語は欠如を穿つものであり、言語があるために、われわれは充実した対象に到達できない。だが他方、言語が到来して、はじめて欠如は欠如として見出され、同時に埋め合わされるのである。

名づけえぬ空虚を、言語によって置きかえること、これはメタファーの原点である。メタファーによって、われわれは見えないはずの心的機制を言い表すことができるようになる。たとえば口唇的なものとしては、「人を喰う」、「呑む」、「呑んでかかる」、「呑みこめない」、「舐める」、「噛みつく」、「噛み砕く」、「吐き出す」、さらには「甘える」など、枚挙にいとまがない。心的機制はメタファーによってしか表せないのである。

では、「体内化」とはどのような機制なのだろうか。それは「丸呑みにする」ことである。これもまた口唇的なメタファーであるが、同時にメタファーの機能が停止していることを表している。つまり、問題自体がそっくりそのまま「なかったこと」にされるのである。何が起こったかもわからぬし、ましてやそれを言語で表わすこともできない。それどころか「言葉で表わすこともできない」と言うことさえできないのである。

ではメランコリーで体内化されるのは何だろうか。それはまさに母である。母が丸呑みされるのである。それによってこの原初的対象は、言語化されて精神の生に入り込む回路が断たれる。歴史にも組み込まれない。生から滑り落ちた、まさに「死せる母」である。

そして体内化された母は、主体の中に「クリプト」（crypte）というトポスをなす。クリプトとは、元来、カトリック教会の地下にある納骨堂のことである。そしてクリプトの周囲には防御壁が構築され、丸呑みされた対象はその中に秘匿されることになる。こうして否認は完成する。

根源的メランコリー

このクリプトに埋葬された死せる母は、迫害不安や妄想−分裂ポジションのさらに彼岸にある。もはやクラインの個人的バイアスは拭い去られており、メランコリーの病理の淵源とみなすことができるだろう。

何かのはずみで、この秘匿されたものが露わなものとなるとき、メランコリーが発動する。すでにみたように、クラインは息子の死を悼む自分の中に、良い母を見出すことによって、体内化された死せる母をはじめて扱えるようになった。それは抑うつポジションの概念に昇華されるとともに、償いによる修復というさらなる回復の道を見出した。死せる母を生の回路に組み込む可能性を見出したのである。

だが同時に、クラインはそれまで「なかったことにする」という機制によって回避してきた深淵を垣間見ることとなる。彼女の場合、死せる母が露わとなり、目覚めたとき、それは羨望によって生を喰いつくし、対象関係そのものを破壊する怪物に変貌する。これもメランコリーの原像の一つである。おそらく多くのメランコリー者にとっては、死せる母は永遠に目を閉じたまま、生き返ることのない骸をあらわにし、それに直面した自己を絶望の淵に追いやるものとして現れるだろう（＊4）。

＊4　ジュリア・クリステヴァは、『黒い太陽』の中で、西洋絵画におけるメランコリーの系

譜を跡付けた。その代表的なものが、ゴヤの「わが子を食らうサトゥルヌス」であり、ホルバインの「墓のなかの死せるキリスト」である。性別は異なるが、それぞれ羨望する母と死せる母に対応する。

死せる母は、メランコリーの病理の淵源に想定される。しかしそれは疾病としてのメランコリーだけに特異的なものというわけではない。すでにみたように、全体対象には欠如が穿たれている。それは死の痕跡であり、その時目覚めた自己の中にも刻み込まれている。むしろ「根源的メランコリー」は、分離‐個体化を要請される人間にとって宿命的なものといえるのではないだろうか。

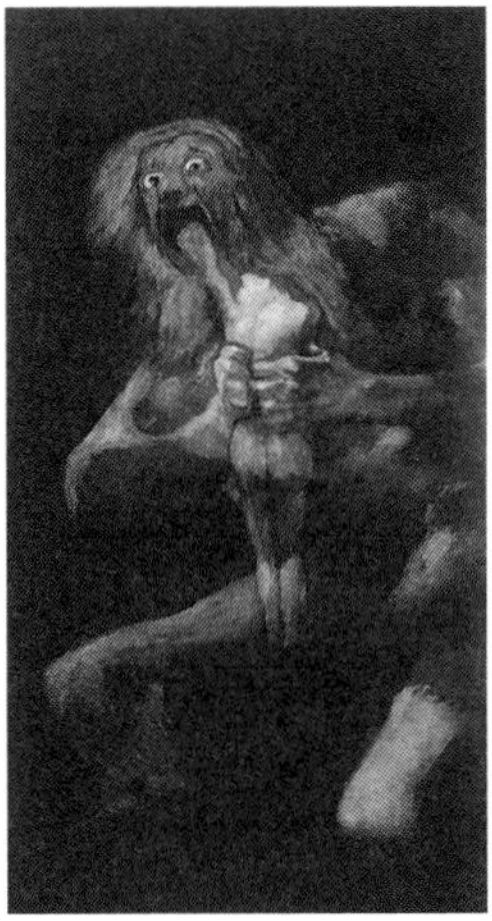

図12　ゴヤ「わが子を食らうサトゥルヌス」（1819—23年）

（プラド美術館蔵）

第二章の自己の成り立ちにかかわるまなざしの議論を思い起こそう。他者からやってくるまなざしは、「見える」世界に亀裂を入れ、それを私が「見る」世界に変えた。それまで目の延長線上にあった世界が、対象として分離したの

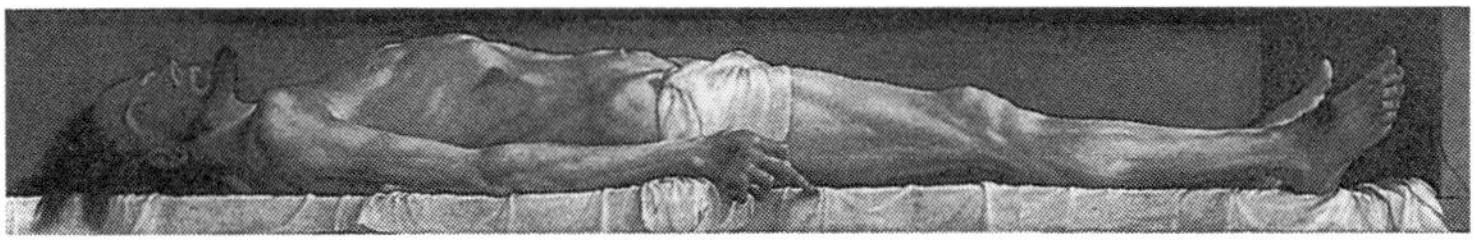

図13　ホルバイン「墓のなかの死せるキリスト」（1521—22年頃）

（バーゼル美術館蔵）

である。

他者は、私を覚醒させた痕跡を私の中に残している。それが「盲点」となり、そこから私のパースペクティヴが開かれた。しかしそれは私が知らぬ間に起きたことである。その意味で決定的に過ぎ去ってしまっている。いわゆる「一度も現前しなかった過去」と呼ばれるものである。視覚にかぎらず、私を覚醒させた他者＝母は、決して現前することはない。外部に滑り落ちる。それが残した痕跡（＝盲点）は、私と対象、私と外界を分離する。最も決定的なのは、母との分離である。ある意味で、われわれはみな「死せる母」を自らのうちに携えているのである。

ではわれわれはこの根源的メランコリーをどのように生き延びているのだろうか。

「お前が壊したのだろう」

われわれの意識には、どこかしら疚しさというものが取りついている。疚しさは宗教や因習のくびきが強かった時代だけのものではない。むしろ近代には近代固有の疚しさがある。それは自己の成り立ちにかかわるものである。このうっすらとまとわりつくものをあえて翻訳するなら、「何かとんでもないことをしでかしたのではないか」、あるいは「知らぬ間に大切なものを傷つけてしまったのではないか」ということになるだろう。それは自己が自己であるための対価のようなものである。

抑うつポジションは、離乳をその原型としていた。つまり原初的対象から分離され、自己が目覚める場面である。ここでいう離乳はメタファーである。動物の場合のように、単にnature（自然）あるいはnurture（養育）の中に収まる一契機ではない。それは剝奪というトラウマ（悪い対象）である。それによって、一方では幻想的な次元に良い対象が、他方で現実的な次元には欠如を内在させた全体対象が生み出される。

ここではすでにノモスが作動している。なぜなら自然＝ピュシスの中に書き込まれていない「自己」というものが切り出されてくる局面だからである。ノモスは「分離せよ」と命じてくる（＊5）。

＊5　言語についてみたように、ノモスは両義的な意義をもつ。一方ではそれは傷を与えるものであるが、同時に、それは傷を埋め合わせるものでもある。原初的対象からの分離の法は、一方では剝奪のトラウマを与えるが、同時に、そのトラウマをまさにノモスによって上書きしているのである。

フロイト－ラカン的に考えてみよう。新宮一成は、存在と所有というあり方を対比して、「母のペニスであること」と「ペニスをもつこと」という二つの次元を区分した。前者はピュシスの水準にあり、後者はノモスの水準にある。二つの水準を分けるのが、まさにエディプスである。ここでいうエディプスとは、抑圧された無意識のコンプレックスではない。去勢の法として、言い換えればノモスとして到来するものである。そして二つの水準を分けるよう命ずるのである。そして「母のペニスであること」とは、去勢のあとに事後的に産出された幻想である。

先に、抑うつポジションはエディプスに先行すると言った。それはエディプス・コンプレックスを構成する父や母といった対象が成立するためには、まずは抑うつポジションが達成されなければならないからであった。しかし法、あるいはノモスとしてのエディプスが到来することは、抑うつポジションの成立にとって欠かすことができない。というより、剥奪のトラウマの実体は、ノモスとしてのエディプスといってよいかもしれないのである。レヴィ゠ストロースは、人類の最小限のノモスをインセスト・タブーとして発見したが、それは原初的対象から分離を命ずる法に他ならない。

強制された選択

ところで、自己を目覚めさせるノモスは、単に「分離せよ」と命じてくるだけではない。目覚めた自己の前には、毀損された全体対象がある。にもかかわらず、自己はその傷つきに対して責めを負わされる。「お前が壊したのだろう」と。

この要請が理不尽なものであるのはいうまでもない。なぜなら自己が目を覚ましたときには、すでに対象は毀損されていたからである。

さらに理不尽なのは、この「お前が壊したのだろう」という問いかけに対して、「イエス」としか答えようがないということである。もちろん形式的には、「イエス」と「ノー」の二つの選択肢がある。しかし実際には「イエス」という選択肢しか与えられていないのである。言い換えれば、すでに決められたことを自分が選んだことにすることである。

これは第四章でも論じた「強制された選択（forced choice）」に他ならない。現実生活の中では、裁判や結婚式での宣誓を思い起こせばよいだろう。「真実を述べることを誓うか」、「生涯、妻として愛するか」という問いかけに対して、「ノー」とはまず言わない。というよりそもそも想定されていない。

ノモスの問いかけに対して、「ノー」と答える選択肢はない。それは主体であることを放棄することにほかならない。それでもなお「ノー」というのであれば、法外な者、局外の者にならざるをえない。この理不尽さを引き受けるというパトスが、主体となるためにはくぐり抜けなければならないものである。

このように、ノモスは単に書かれた法ではない。内容的にも、そして形式的にも理不尽な要求を満たすよう迫る。しかし実は、この引き受けようもないことを引き受けること、とうに済んでしまったことを自分がしたとすること、このことがまさに、自己が「主体」となるための条件なのである。

ノモスが到来しなければ、子どもは離乳によって剝奪されたままである。そして剝き出しのピュシスとしての母に直面する危険にさらされる。ピュシスとしての母には二つの形象があった。一つは羨望する母である。これは子を呑み込み、食いつくし、収拾のつかない母子未分の状態をもたらす。今一つは死せる母である。それは機能せず、子どもをネグレクトする。

もちろん通常は、母の慈しみが、離乳による剝奪の傷を癒すだろう。しかしそれだけでは、子どもは剝奪を主体化することはできない。剝奪がノモスの命ずるところとなって、リアルなトラウマは象徴的なトラウマとなる。

だが、それでもまだ十分ではない。さらに「壊したことを認めよ」という命法がやってくる。自分に先行して起きたことを自分のせいと認めることを強要される。ノモスの前ではそうするよりないのである。無力で何もできなかったはずなのに、それを自分でやらかしたとすること、それによって子どもはこのトラウマを主体的に引き受けることができるようになる。われわれは理不尽な罪悪感と引き換えに、主体であることを得るのである。


リアルな剝奪は自己を目覚めさせ、ノモスはそれを主体化させる。再びマルクスをもじるなら、一度目は悲劇的なものとして、二度目は理不尽なものとしてやってくる。そしてノモスはリアルなものを書き直す。「お前が壊したのだろう」というのは、理不尽な責を負わせるかわりに、「対象はあったのだ」ということを与え返す。

実のところ、抑うつポジションにおいて「喪失」と呼んでいたものは、本来そう呼ぶことができないものだったのである。というのも、自己が目覚めたときにはすでに対象は毀損されていたのであり、失いようがないからである。まずは「剝奪」だったのであり、ノモスの到来によって、それがあとから「喪失」に書き換えられたのである。そして原初的対象という幻想的なものが生み出され、それは神話的次元に、つまりはメタサイコロジカルな次元に封印されることになる。

「悪いようにはしない」

われわれを責を負う者とするノモスは、特権的に作動する場面があるが、つねに機能しているものでもある。

たとえば、病人が出ると、家族は多かれ少なかれ、自分たちが至らなかったのではないかと自らを責める。もちろん誰しも多少は思い当たる節はあるだろうが、それが原因で病気になることなど、そうあるものではない。思い当たる節がなくとも、何となく自分が悪かったのではないかと思う。

また、同世代が学生運動に身を投じているのをみて、罪悪感を抱かされた人たちもいるだろう。あるいは見知らぬ土地での不幸、たとえば外国での飢饉などに対しても、食うに困らない自分たちが何となく悪いような気になるかもしれない。

こうして「お前が壊したのだろう」、あるいはもっと単純化して「お前が悪い」というメッセージは、いたるところで機能していた。われわれは如何にして、かのように理不尽な命法に従ってきたのだろうか。

今日、いざノモスが衰弱してみると、実はそれがどのようなからくりで作動していたかの一端がみえてくる。実は主体は一方的に命法に従うだけではなかったのである。そこにはある見返りがひそんでいた。それは「悪いようにはしない」というメッセージである。

この「悪いようにはしない」というのは、責を負うことを受け入れた者に与えられる。もちろんこのメッセージは明示的に示されることはない。自己もまた、それを当てこんでいるわけではない。それどころか気づいていたわけでもないのである。

しかも何ら裏づけがあるわけではない。それどころか、命法に従って、もしひどい目にあっても、実際には何の見返りも与えられない。空手形、あるいは詐欺のようなものである。しかしいったん命法に従った者は、たとえそれが不利益をもたらしても、「話が違う」とは言わない。「だまされた」と非難もしない。それもまた自分のこととして引き受けるのである。

人は取引としてノモスに従うわけではない。見返りを当て込んで従うのではないのだが、どこかで「悪いようにはしない」というメッセージを受け取っていたのである。それは「お前が壊したのだろう」という命法に従うものに対して、一つは「安全保障感（feeling of security）」として機能していた。こうした安心感には何の根拠もない。というより、そもそも何の根拠もないのが安心感なのである。無根拠に安心することが、安心ということの本質である。

もう一つは希望である。「私が悪い」を引き受けても、見返りがあるとは限らない。たとえ与えられるとしても、その交換のエコノミーが結ばれるまでは、何の応答もない時間をくぐらなければならない。それを支えるのが委ねることであり、そしてきっと何かよいことがあるという希望である。さらにその先があるからこそ、理不尽な命法を受け入れることができるのである。

こうして自己は剝奪を喪失に書き換え、さらに責めを引き受けることによって、主体となる。この自己になる行程の中には、メランコリーの危機がつねに内在している。

このメランコリーの淵源は、本来ピュシスとしての母にある。それは「羨望する母」であり、とりわけ「死せる母」である。しかしこのピュシスにはつねにノモスが上書きされている。離乳のもたらす剝奪には、分離の命法が重ね書きされているのである。ノモスは剝奪を喪失に書き換え、さらには自分が壊したのだろうと主体化を迫り、それによって生成した自己に、安全保障感と希望を与えるものである。

それゆえ、メランコリーの病理は、ノモスが健全に機能する間は、ピュシスとしての母において現れるのではなく、ノモスの次元で現れる。それはノモスの期待に応えられない不甲斐ない自己、罪深い自己、あるいは無価値な自己として発症することになるだろう。

だとするならば、ノモスが衰弱するとき、メランコリーの在り方は変わることになる。あるいはそれが自己というものにラディカルな変化を与えるならば、メランコリーそのものの存亡が問題となるだろう。事実、それは現実のものとなりつつある。

マニー（躁）について

メランコリーと対比されるマニー（躁）についても簡単に触れておこう。両者は対照的な様態をとりつつ、表裏一体の関係にある。マニーの精神病理の基本にあるのは「否認」である。それは喪失、そして剝奪の否認である。

もっとも、死せる母という根源的病理が、体内化、つまりは丸呑みしてクリプトに守蔵することであり、否認を基礎としていた。この死せる母が露わになるまさにその時、マニーにおいては大規模な否認が動員される。いわゆる「躁的防衛」と呼ばれるものであるが、これもまたクラインの発見になるものである。

躁的防衛の矛先が向けられるのは、現実に対してである。人を呑んでかかり、それに抵抗すると、さらに喰ってかかる。相手を端《はな》から価値下げし、自分が他者に依存していることを否認する。この現実への向け替えは、しかし現実に直面することではない。むしろ「現実への逃避」とでもいうべきものである。自分の寂しさや弱さ、さらには虚無というものから徹底的に眼をそらす。それゆえ一か所にとどまり続けることはない。次から次へと対象を変え、関係が深まることはなく、上滑りになりがちである。

マニーが病的な現れ方をした時には破壊的なものになる。莫大な消尽、対人関係の決定的な破壊、社会的な信用の失墜といった甚大な被害がもたらされる。だが病的でないマニーの出現もしばしばある。たとえば惨事にみまわれたとき、一般常識が予測するのに反して、被災者の気分は高揚し、活発に動き回り、アグレッシヴになる。そうしなければ生き抜けないからである。

あるいはすぐれた機能を発揮する場合がある。対象との一体化に秀でた者は、特有の機敏さ、勘のよさ、そして直観力が閃く。人との間のチューニングに秀で、相手の心をつかみ、とろかせるような才を発揮することになる。

さらには創造的な場合もある。通常は一つの対象にとどまるようなあり方はとらないが、ときとして対象を掘り下げるパワーをもった人がいる。メランコリーにおける対象の償いを、より積極的なものに転化したものである。いわゆる職人気質と呼ばれる人の中にみられる。彼らの手にかかると、単なる事物が崇高さを帯びることになる。

かつて木村敏は、マニーの時間性をイントゥラ・フェストゥム、「まつりのさなか」と看破した。これはメランコリーのポスト・フェストゥム、つまりは「あとのまつり」と対置される。現代社会の一つの特徴は、「まつり」の終焉である。われわれはどこかで、「大切なことはすでに終わってしまった」という意識をもっていないだろうか。

規範（ノモス）の緩みによって、マニーはかつてよりも出現しやすいものとなった。同時に、方向性を見失い、失調することが増えたようにも思われる。これはまつりの終焉とどこかで関連している。ハレとケの分節が失われ、矮小化したマニーが彌慢性に広がっている。

飲酒してばか騒ぎする、ちょっとした逸脱行為をする、つまらないことで仕切りたがるなど。これは世相を反映している。いまやまつりといっても、から騒ぎのようなものにしかならない、そうしたむなしさを感じさせることがある。そして臨床場面でも、小規模なマニー（軽躁）を特徴とする事例が増えている。

最後に、スサノオをめぐる記紀神話の中にメランコリーおよびマニーの原型をみておこう。父のイザナギから海原を治めるように命じられたスサノオ（須佐之男）は、母の国に行きたいと泣きわめき、イザナギから、高天原に住むべきではないと怒られる。スサノオは暇乞いに姉のアマテラス（天照大御神）のところに行くが、邪心のないことを示すために宇気比（うけひ＝占い）を行い、勝ったと大暴れする。それを恐れたアマテラスは天岩戸に隠れてしまい、闇の世界が訪れる。

スサノオは男の神であるイザナギから生まれたのであり、母はいないのだが、ここでは姉のアマテラスを母とみなして差し支えないだろう。それもピュシスとしての母である。そして岩戸に隠れたアマテラスは、まさに「死せる母」であり、メランコリーの淵源である。

これに対して、神々は群議評定し、アメノウズメ（天宇受売）が乱痴気騒ぎをするなどして、アマテラスを誘い出すことに成功する。これはメランコリーではなく、その対極にあるマニーの心性である。不活性な母を元気にしたい、母の笑顔がみたいというのが、躁うつ的な気質をもつ人の基本心性としてある。

一方、スサノオは高天原から追放される。彼の大暴れもまたピュシスの発露なのであるが、ニオベと同様、罰せられることになったのである。スサノオは出雲の国でヤマタノオロチ（八岐大蛇＝ピュシス）を退治し、大蛇の尾から取り出した草薙の剣をアマテラスに献上する。ここに象徴的去勢を読み取ることもできるだろう。

そしてスサノオはクシナダヒメ（櫛名田比売）を娶り、出雲の国造りに取り組む。こうして彼はピュシスの世界からノモスの世界へと赴き、子どもから大人へと成長を遂げたのである。これが本来の償いであろう。

スサノオはクシナダヒメを住まわせるための壮麗な館を造った。その際に詠んだ三十一文字の歌が、日本最古の和歌とされている。

八雲立つ
出雲　八重垣
妻籠《ご》みに　八重垣作る
その八重垣を

高天原とは異なり、ノモスの世界では、幾重にもめぐらされた八重垣の中に、ピュシスとしての母は住まわっている。

第七章

スキゾフレニア——最後に起源が目覚める時

十二月九日、彼は僕に言った。「ねえ君、恐ろしいことになってしまった。三日のうちに、僕は神の兵卒に銃殺されるんだ」。これを聞くと僕は涙で息が詰まりそうになり、それとは反対の知らせを言って聞かせた。すると彼は言葉を継いだ。「君は僕ほど正確には知っていない。もう命令は出てしまった。僕はその命令を聞いたんだ」

（ジャン・コクトー　ラディゲ『ドルヂェル伯の舞踏会』序）

精神の病は真理開示性を秘めている。そのことを最も如実に示すのがスキゾフレニア（精神分裂病→統合失調症）という病である。率直に彼らと向き合う時、そのたたずまいはモダンがいかなる時代であったかをわれわれに告げ知らせるだろう。

この病がスイスの精神科医オイゲン・ブロイラーによって命名されたのは一九一一年、わずか百年前のことである。それがまたたくまに「精神病」と呼ばれるものの大半を占めるようになった（＊1）。

＊1　スキゾフレニアはかつて「デルフォイの神託」とも呼ばれた。その精神病理は神から投げかけられた謎のごとく、複雑怪奇にして不可思議なものであり、簡潔に解説するのは難しい。
ブロイラーは「連合弛緩」（思考や論理のつながりが緩むこと）、「自閉」（内的空想が優位になり、外界に背を向けること）、「アンビバレンス」（対立する思考・意志・感情が統合されず、相並んで存在すること）、「感情鈍麻」（感情が平板になるとともに、場に不適切、不相応なものとなること）の四つの症候をもって、この病の基本障害とした。

クルト・シュナイダーは、通常は起こりえない背理的な体験を数え上げ、「一級症状」と名づけた。たとえばそれは、自分の考えていることが他人に伝わってしまったり、人の考えが自分の中に割り込んできたり、あるいは他人に操られてしまうような体験である。

ここでは、圧倒的な他性の到来に曝され、自己の体験の中に断層が生じるような事態を、とりあえずこの病の基本的な病理のイメージとしてつかんでおいてもらいたい。この他者は、私を見張り、私に語りかける他者である。それはつねに先回りし、私の奥深くまで侵入して、私を中から壊乱させる。

二〇世紀の前半は、この病に罹患した人の多くに、悲惨な生を強いる時代だった。ブロイラー自身は、三分の一は進行性の経過をたどるが、他方で三分の一は治癒するとし、比較的楽観的な予後予測をしていた。ところがいつのまにか、精神の荒廃にいたる絶望的な病とみなされるようになったのである。

こうした悲観論は、一九五〇年代における抗精神病薬の登場のあと、ようやく六〇年代になって見直され始める。それと並行するかのように病像は軽症化し、治療の場の中心は、次第に入院から外来にシフトした。現在では服薬とリハビリテーションによって、ある程度コントロール可能なものとみなされている。今や、多くの医療従事者は、彼らを「障害者」とみなすことに何ら抵抗を感じていないだろう（＊2）。

＊2　わが国では二〇〇二年に、それまでの「精神分裂病」から「統合失調症」へと呼称変更が行われた。それによって、脱スティグマ化、そしてノーマライゼーションが前進したことは確かである。ただし、「脳の機能脆弱性＋ストレス」という発症モデル、「抗精神病薬＋教育・訓練」という治療モデルにみるように、いささかイージーでフラットな疾病観が蔓延しつつあるのもまた事実である。「統合失調症」という名称のもとでは、病のもつ真理開示性などは考えも及ばな

いものとなってしまった。それゆえここでは「スキゾフレニア」という耳慣れない欧文名をあえて使用することにする。

こうして、かつて決して誇張ではなく「狂気」とされたものが、「障害」へと変貌を遂げたのである。まさに「大いなる取り込み」といってよいだろう。だがこの取り込みは、近代の幕開けにおいてすでに始まっていたのである。

大いなる取り込み

ビセートル病院においてフィリップ・ピネルが狂人を鎖から解放したという出来事を嚆矢として、近代精神医学の幕が開けた。この解放が、他方では医学化という取り込みでもあり、それと引き換えになされたものであることは、フーコーの指摘を待つまでもない。

ピネルの果たしたことの中で、より重要と思われるのは「部分狂気」という考え方である。従来の狂気観とは異なり、病者は全面的に狂っているわけではないとされたのである。こうして狂気は「理性の他者」として外部に排除されるのではなく、理性の中に取り込まれることになった。

このことをもって、ピネルが医学やモラルといった新たな拘束衣を狂人に着せたとするのはたやすい。だが何か本質的な点が見落とされている。

もちろん古代より医学は狂気を扱ってきた。しかしそれは呪術的要素に満ち、神の加護のもとにあった医学である。それに対し、ピネルに始まる近代精神医学は、知として自律しはじめた医学である。実際、ピネルの行ったモラル療法は、患者の理性を無傷なものとみなし、そこに働きかけることを基本としていた。

このようにみるとき、ピネルの挙措は、ビセートルの四年前に起こったフランス革命と同じ構図をもつ。第五章で論じたように、フランス革命とは王を斬首したのみならず、王を法によって裁いたことにおいて、まさに時代を画するものであった。法（ノモス）がみずからの庇護者であるはずの王を、みずからの手で裁いたのである。以後、法は自分で自分を支えることになる。

それと同様に、ピネルの疾病観は理性がみずからをみずからによって支えることを示している。その際、フーコーが見落としているのは、その理性が、庇護者から自律するとともに、みずからの他者を取り込まざるをえなかったということである。

狂気の中のコギト

フーコーの『狂気の歴史』は、「近代」の一つ手前である「古典主義時代」から説き起こされている。そして古典主義時代において、理性と狂気の間に決定的な分断線が引かれたのだと断罪する。それがこの大著全体の基本線となっている。

フーコーがまず告発するのがデカルトである。その際、標的としたのは『省察』の次の一節であり、ほぼそれに限られている。そこでフーコーは、デカルトが狂気を夢ほどにも問題としなかったのだと批判する。

実際、この手そのもの、この身体全体が私のものであることを、どうして否定できよう。これを否定するのは、まるで私が狂人たちの仲間入りをしようとするようなものである。彼らは黒い胆汁《たんじゅう》からあがってくる蒸気によって脳がひどく乱されているため、無一物なのに自分は帝王であるとか、裸でいるのに紫の衣をまとっているとか、頭が粘土でできているとか、自分の全身が南瓜《かぼちゃ》であるとか、ガラスでつくられたものであるとか、しつこいいはっている。けれども、彼らは気がちがっているのであって、もし私が彼らの例をまねたりするなら、私自身も彼らに劣らず気ちがい扱いを受けるであろう。

（デカルト『省察』井上庄七・森啓訳、中央公論社）

素朴に読むなら、デカルトは狂気をまともに相手にしていないと非難されてもいたしかたない。他方、夢を取り上げるくだりでは、夢のさなかでも成り立つ叡知的なもの、たとえば「色」や「延長」といった還元不可能なものをデカルトは発見していく。たしかに両者の間には不均衡がある。

ただそうはいっても、フーコーの読みはいたってプリミティヴなものである。ここで示されている狂気は古いタイプのものである。「黒い胆汁」という言葉が示すように、かつて狂気を総称するものでもあったメランコリー、まだピネルの洗礼を受けていない全体狂気としてのメランコリーである。デカルトはそうした狂気を実際にみたわけではないだろう。

そうした議論以前に、ここで確かなものの例として描かれている感覚の確信、つまり「この手そのもの、この身体全体が私のものであること」のたぐいは、夢によってあっさり否定されてしまうような代物なのである。たいした真理などではないのであり、狂人については、常識的な見方を持ち出す中で、通りがかりに触れているにすぎない。それをことあげするのは難癖をつけるようなものである。

フーコーが見落としているのは、否定性の強度を上げつつ、それに耐える確実なものを見出そうとするデカルトの思惟の行程である。そして、否定性の極点で現れる「悪霊」が、狂気のモメントをはらむことである。この霊は、若き放浪の日に、ウルムの野営地で彼の夢に現れたものであり、以来、彼の思惟に密かに取りついていたものだろう。

ある悪い霊が、しかも、このうえなく有能で狡猾《こうかつ》な霊が、あらゆる策をこらして、私を誤らせようとしているのだ、と想定してみよう。（同前）

悪霊は自分の経験全体を偽りにする。「天も、空気も、地も、色も、形も、音も、その他いっさいの外的事物は、悪い霊が私の信じやすい心をわなにかけるために用いている、夢の計略にほかならない、と考えよう」（同前）。そして知的操作を行うたびごとに誤らせる。「私が二に三を加えるたびごとに、あるいは、四角形の辺を数えるたびごとに、あるいは、ほかにもっと容易なことが考えられるならばそれをするたびごとに、私が誤るように、この神は仕向けたのではあるまいか」（同前）。

デカルトはみずからの思惟の中に、その思惟を内側から転倒させるものをあえて呼び込んだ。彼の脳髄の中に新しい狂気の形象が結ばれたのである。これをすぐさまスキゾフレニアの精神病理と同一視はできないが、的外れというほどには隔たっていない。

デカルトのコギト、すなわち「われ思う」は、悪霊の否定性をとおしてもたらされたものである。神が与えたものではない。神はコギトが到来したあとに呼び出され、その瞬間的真理を永続的なものとする。

『省察』の神の存在証明にはとってつけたようなところがないではない。いったんコギトの確信に触れたデカルトが、あらためてその庇護者を求めるものだろうか。パスカルが見抜いていたように、彼はできれば神なしで済ませたかったはずである。

コギトは悪霊、すなわち非理性(=狂気)を排除していない。むしろそのさなかでも成り立つものとして与えられる。そこで思惟はもはや理性的なものというわけではない。すべてが誤りではないかと懐疑する思惟であり、内側から自己を転覆させるような思惟である。そこには神の加護はない。

この地点で、思惟はもはや「理性か狂気か」という二項対立のもとにはない。真理の公準は消え失せ、「狂っていようといまいと」というエポケー(判断停止)の極限にある。ジャック・デリダはこのエポケーを「理性と狂気が流れ込むゼロ地点」であるとした。まさにこれがデカルトに確信を与えたコギトの瞬間である。

ここにはすでにモダンの構造が先取りされている。理性が庇護者のもとを離れ、自律するとき、それはみずからの外部をその中に取り込まざるをえない。あるいは自分自身を根拠づける時、その自己言及によって、非合理的なものがそのさなかに産出されることになる。いずれにせよ、古典主義時代に理性と狂気が分断されたというフーコーの告発は的外れと言わざるをえない。

ノモスの二つの顔

法（ノモス）にせよ、理性にせよ、それらが自律するとき、非合理なものを自らのうちに抱え込む。つまり二つの顔をもつことになるのである。

ノモスが元来二つの顔をもつことについては第四章ですでにみた。「象徴的父」と「リアルな父」である。前者は「死せる父」として象徴的に支配するものであり、合理的で、スタティックなものである。それに対して、後者は「暴虐な父」であり、ノモス自体の起源にある暴力である。この二つの父は、「殺害」という出来事を挟んでつながっている。暴虐な父とその殺害という事件はノモスを設定し、神話的な次元に退隠する。ただしその威力は、法に効力を与えるものとして存続した。この神話的次元は、モダン以前においては、王のような武威を備えた眼に見える実効的な審級や、王家という系譜的なものによって具現されていた。二つの父は棲み分けていたわけである。

ところがモダンの入り口で、ノモス＝法はその庇護者たるはずの王を自らの手で裁いてしまった。この第二の殺害により、ノモスは神話を抹消し、庇護者を失う。それゆえ自律し、自分で自分を支えなければならない。その際、死せる父の合理的な次元のさなかに、暴力的な非合理性を密かに抱え込むことになったのである。

この非合理な次元が姿を現すことは滅多にはない。普段われわれは、それに気づかぬままに過ごしている。しかし不意にそれに触れてしまうことが起こりうる。

一つは、実際にノモス＝法に違反した時である。法は所定の手続きのもとに、違反した者を厳格に裁くだろう。そのとき人は、普段の生業《なりわい》の中では気づくことのなかった法の持つ力を、まざまざと実感することになる。ただ、このとき法が行使する力は、理性に基づくものであり、その統制下にある。そして、建前ではあるにせよ、違反した者が「理性の主体」であることを前提としている。

だが、スキゾフレニアで問題となるノモス＝法との遭遇は、規則に違反することではない。そうではなくノモスそのものが問題となり、それにかかわり合わざるをえない時である。

人の一生の中で、ノモスが例外的に接近してくる時がある。すなわち青年期である。その時、青年は法と出会い、法の主体となること、そして個として自律することを迫られる。このノモスとの邂逅の場面が、近代以降、自己の確立にとって大きな難所を形成することになる。

青年期と不条理なるノモス

スキゾフレニアが医学のまなざしによって捉えられ、命名されたのは、二〇世紀に入ってからのことである。すでに近代および精神医学の幕開けから一世紀が経過している。この遅延が何を意味しているのかはよくわからない。ただ、スキゾフレニアの発見と、「青年期」というものが確立された時期は、ほぼ重なっている。

人のライフサイクルは時代とともに大きく変遷してきた。中世あたりまでは、生物学的な概念とほぼパラレルに、人は大人と幼児に二分されていた。近代的な社会制度に移行するとともに、所有や契約の責任主体としての大人が前提とされると、その準備段階として、「児童期」が差し挟まれた。いわゆる「子ども」である。

フィリップ・アリエス（一九一四―八四、フランスの歴史家）によると、「子ども」が発見されたのは一八世紀のことである。その際、まずは近代的な意味での大人が確立され、子どもはそこにまだ至らない段階として、「事後的に」見出されることになる。またイアン・ハッキング（一九三六―　、カナダの哲学者）によれば、子どもが一定の発達段階を経て大人になるという考え方が成立したのは、ようやく一九世紀になってのことである。

二〇世紀に入る頃には、児童と大人の間に「青年期」がさらに差し挟まれる。大人になること、自己を確立することが、一層大きな課題になったわけである。それは疾風怒濤の時であり、一定の逸脱が許容される時期である。あるいはモラトリアムと呼ばれる滞留や自己決定の引き延ばしも容認された。ただし、時がくれば彼らは社会に参入し、大人として自律するものと定められていた。それゆえ、人生の踊り場のようにみえて、青年期が絶えざる圧力のもとにあったのもまた事実である。

この圧力の実体はノモスからやってくる。それは規範やルールといった普段のスタティックで合理的なたたずまいのものではない。命じてくるもの、そして語りかけてくるものである。つまりノモスのもう一つの顔である。

その命法は、不条理なものとして現れる。それはすでにノモスの内側にいる者に対して、それに従うよう求めるのではない。ノモスそれ自体を受け入れよと命じてくる。青年の率直な眼には、こうした命法は恣意的に映る。胡散臭く、横暴で、そして時に狡猾である。彼らの世の不条理に対する鋭敏な感性は故なきことではない。

第六章でみたように、メランコリーで問題となるのは「分離のノモス」であった。それは母子のピュシスに介入し、分離を促すものである。他方、スキゾフレニアで問題となるのは、「自律のノモス」である。それは個として自律し、主体化することを命じる。

この要請は、一見もっともなことにみえる。だがここで求められる自律の内実は矛盾している。「自律せよ」と言いつつ、「この命令に従え」と服従を強いる。そして、社会の中で一定のポジションにつくことを要請する。

この時、ノモスは父の影を引きずっている。その父とは、死んだはずの「暴虐な父」の末裔である。それはピュシス（自然）に対して、そこには書き込まれていない系譜的なものを設定する。その自然的ではないつながりを受け継ぐように求めるものである。

社会というノモスのフィールドに入場するためには、ノモスと一度、父子のような関係をとり結ばなければならない。血縁も何もないのに父子というのは一見奇妙にみえる。しかし血縁というピュシス（＝自然）的なものとは無縁のところに関係を取り結ぶことこそ、ノモスのノモスたる所以である。

青年は、このノモスにひそむ暴虐な父の末裔を、自分の父やその他の大人に投影する。大人たちもまた、かつては暴虐な父の代役を買って出た。そして青年の多くは、一度はその不条理に異議申し立てをし、系譜的なつながりを拒否したのである。ときにそれは抜き差しならぬ事態に発展することもあっただろう。だが初手から標的はすり替えられているのであり、それゆえ葛藤をはらみながらも、決定的な精神の病にまで至ることはない。時が来れば、社会の中にところを得て、分別をわきまえるようになる。青臭かった自分が恥ずかしくもあり、なつかしくもある、というところだろう。

だが、その中の一部に、ノモスに召喚される個体がある。ノモスのもう一つの顔に魅入られ、通り過ぎることのできない青年たちがいる。スキゾフレニアの開始には、こうしたノモスからの呼びかけが先駆している。そして彼らは舞台の中心に引きずり出されることになる。

発病前夜

カフカの『審判』には、スキゾフレニアの発病前夜ともいうべき状況が、生々しく、そして不気味に描かれている。その迫真性は、他の書き手にその類をみない。

大手銀行の業務主任であったヨーゼフ・Kは、三十歳の誕生日の朝、突然逮捕された。次の日曜日に最初の審理に呼び出されたが、何とそこは労働者街の陋屋だった。Kは「尋問なんかくそくらえだ！」と叫んで、その場をあとにする。だがいつまでたっても次の審理が開かれる気配はない。

　Kは自分の逮捕が不当であり、不条理極まりないことにたいして怒りを抱きつつも、次第に正しく裁かれたいという思いが頭をもたげはじめる。Kはなんとかして法の正体にかかわろうとするが、出会うのは木端役人、素姓のわからぬ肖像画家、あるいは死期のせまったあやしげな弁護士といった面々である。その老弁護士はKに対して次のように語りかける。

> とにもかくにも、注意をひかないことが肝要なのだ！　いかに意にそむくようなことになっても、おちついた態度を失わないでいることなのだ！　この大きな裁判組織は、いわば永久に宙に浮いたままのものであり、自分の立場で、なにか独自の変革をこころみたところで、足もとの大地を取り去って自分が墜落するだけのことであり、大きな組織そのものは、こんな小さな妨害などはほかのところで――なぜといってみんなつながりあっているからだが

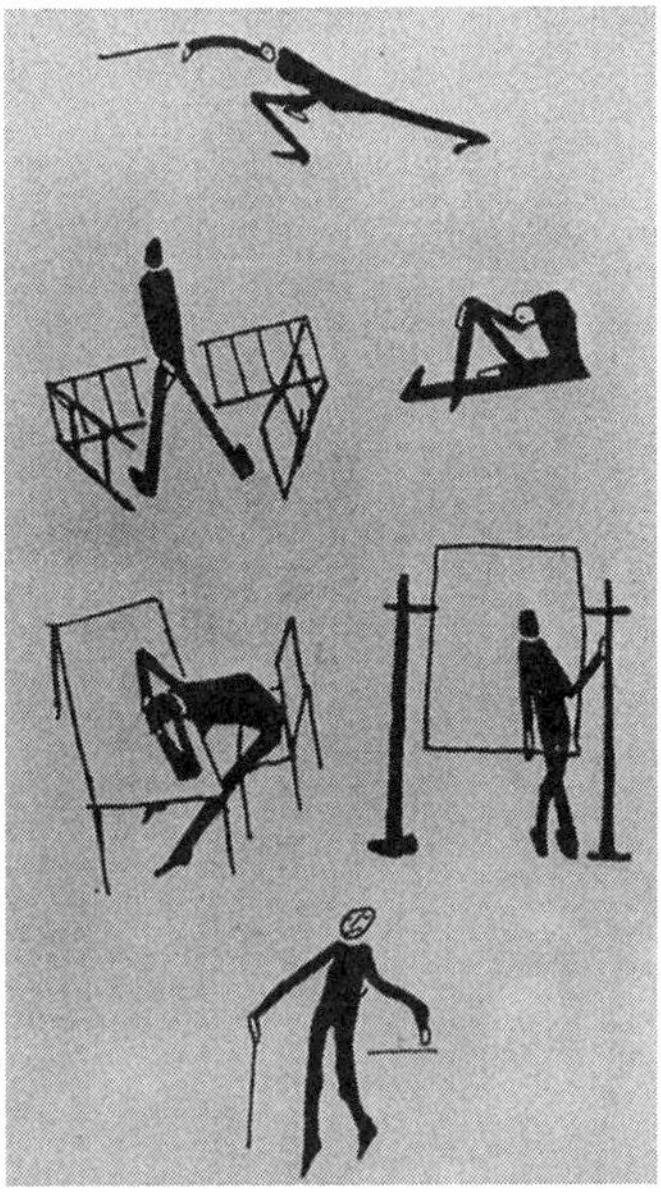

図14　カフカ自筆のイラスト

カフカのミニマムなイラストは、小説の登場人物の身ぶりと同様に、さりげない動作が一瞬、起源へと突き抜けるような強度を孕んでいる。

——簡単にうめあわせをつけてしまい、もとの木阿弥《もくあみ》のままでいるのだから、そこのところを見ぬくようにつとめなければならない。

（カフカ『審判』辻理訳、岩波文庫）

『審判』においても、また『城』においても、中心は空虚である。召喚されたにもかかわらず、主人公は裁判所に、あるいは城に、たどりつくことはない。そして理性と正義の府であるはずの裁判組織が、どこにも根拠をもつことなく、宙に浮いている。

目立たぬようにと忠告されても、Kには隠れて棲む場所が見当たらない。行く先々で、人は自分のことをすでに知っている。そしてあてこすっている。だが妙によそよそしい。こうした不気味さは、近代以降の空間につねにとりついている。

個と遠近法

個の解放とともに、絵画には遠近法が登場した。無限遠点の設定によってパースペクティヴが拓かれたのである。それはちょうど視覚における盲点に対応する。遠近法はまた自然を対象化するものであり、風景を描くことを可能ならしめた。そこでは人は自然の中に抱かれた一要素ではもはやない。そこから離脱し、距離をもって侍している。

ヴァン・デン・ベルク（オランダの精神科医）によると、モナリザの背景をなす風景は、西洋絵画史上はじめて風景が風景として描かれたものであるという。それは同時に、モナリザの画面から突き出たような顔の奥に、内面という退隠した空間を想定させずにはおかない。

バロック期になると、無限遠点は、何か危険を察知したかのように、画面の中心から辺縁へと移動する。そこから自然科学の想定する等質的空間まではほんの一歩である。無限遠点を捨象すればよい。無限遠点はパースペクティヴを切り開いた。だが、その新しい空間がいったん成立すると、それを可能ならしめた無限遠点は用済みとなり、空間の中の一つの点として回収されるのである。

ここに拓かれた空間は、パスカルをして「無限の空間の永遠の沈黙が私をおののかせる」と凍りつかせたものである。どこにも陰影や襞がない空間である。そしてそこに引き込み線を引くようにして、内面という自律した空間を形成しなければならない。

プロテスタンティズム、とりわけカルヴィニズムや、規律権力のモデルである「パノプティコン」が象徴するモダンの空間を思い起こそう。そこで人は、まばゆい権力を仰ぎ見るのではなく、油断をするとスポットライトが当たり、暗がりからみえない権力によって監視される。明るい空間なのである。その中で、人は内面という暗がりを確保しなければならない。

モダンの空間では、人はつねに内面まで照らし出されないようにしなければならない。内なる暗がりを保つためには、まさに「注意をひかないことが肝要なのだ」。しかしひとたび不条理なノモスに召喚されると明暗は逆転する。姿の見えない父から見張られることになる。

いったん内面が舞台の上に引きずり出されると、にわかに衆目の標的となる。人々は意味ありげにこちらを盗み見する。陰で噂をたてられ、あてこすられる。しかしいざ正体をあばこうとしても、尻尾をつかませない。無関心を装っている。自分について何かを知っているらしいのだが、知らないふりをしている。

自律のノモス

ノモスが青年に命じるのは社会的自律である。そしてノモスの呼びかけは自己に先行している。気がついた時には、呼びかけは到来している。

自己はいったんこのノモスの到来に不意を打たれ、消滅する。この他律から自律へと転回することが青年期の自己の確立である。ただ、これは一瞬の転機であり、ほとんどの場合、それと気づかれることはない。閃光のように到来してすぐさま闇に消えていく。われわれがノモスに従っていると気づくのは事後のことである。

理解のための補助線として、精神分析でいう「肛門期」を考えてみよう。この時期、幼児は適切な時間に、適切な場所で、そして適切なやり方で、排尿・排便することを求められる。人生初期に出会う最も厳格なノモスである。おむつが取れて、大人たちは幼児をひとかどの個とみなすようになる。子ども版の「法の主体」である。そうでないかぎり一人前とはみなされない。オムツのとれない坊やは「みそっかす」である。

これもまた「強制された選択」である。もちろん形式的には、トイレのルールを受け入れないという選択肢もないわけではない。だが、実際上は不可能である。従うよりないのである。その上で、自分でその道を選んだのだとするのである。

もちろん、その後もトイレのルールを破ることはある。嫌がらせにわざと汚してみせるかもしれない。いやな奴の家の塀に向かって立小便をするかもしれない。しかしその子はすでにルールを受け入れているのである。受け入れているから破ってみせることもできるのであり、罰せられもするのである。それ以前は、坊やのいつものおもらしにすぎない。

肛門期のノモスは、たんに一つのルールに従うことを求めるものではない。トイレのルールが象徴するところの、あるいはそのルールが帰属している法全体が、背後に控えている。言い換えればノモスそのものを受け入れるかどうかということであり、人になるかならないかということである。

青年期においてもなお、ノモスへの応答は「強制された選択」であることには変わりない。いったん他律を経由したうえで、自律がもたらされる。つまり事後的に、自分自身で従ったのだとするのである。

無力な幼児と異なり、青年には従わないという選択肢もあるようにみえる。それは個々の規範やルールに対しては可能である。だが、今しがた「肛門期」についてもみたように、それらを支えているノモスの総体に対しては、「強制された選択」しか与えられていない。そうするよりなかったのだが、自分で選んだとするのである。

たとえ社会的自律の命法に従わない生き方をとるにしても、それはいったん、ノモスを生きるフィールドとして受け入れた上でのことである。本当に従わないとすれば、その者は真正のアウトローとして社会の外側で生きることになる。

起源の創設、起源の封印

自律のノモスが呼びかける青年期の難所をくぐり抜けると、モダンの自己はほぼ完成する。このことはさらに次のような重要な意義をもっている。すなわち、この第二の自己確立は、それによって第一の自己を設定するものでもある。言い換えるなら、自己の起源が、この時点で初めて創出される。創出されるとともに、封印されるのである。

ノモスの主体となり、社会に参入する時、本来の意味での自己の歴史が始まる。もちろん、それまでの生い立ちも歴史といえば歴史である。しかしそれは大人になった時点で、遡及して組み入れられるのである。子どもはまだ歴史的主体ではない。

それゆえ第二の自己は、それまでの自己をあらためて歴史的自己に書き換える。同時に、歴史は歴史以前という次元を生み出す。第一の自己、言い換えるなら、自己の起源が位置づけられるのは、まさにこの二つの次元の狭間である。

われわれは自己の起源のいくつかの様態をすでにみた。それは、他者から触れられて析出する原初のまとまり、まなざしを受けて目覚める私、そして呼びかけられて振り向き応答する私であった。

実は、このミニマムな自己が立ち上がる場面にも、ノモスはすでに作動していた。なぜならば、自己とはピュシスの側にはないからである。その対極に位置する。他者から到来する志向性は、それがいかに慈愛に満ちたものであれ、開闢の一撃である。この一撃によって自己は、壊乱したピュシスの渦巻く中に、わずかな差異をもって立ち上がったのである。

しかし誰がそこに立ち会ったのだろうか。私はもちろん覚えていない。では他者からみればわかるのだろうか。そのようなことはない。他者は私の自己を触発してくれた。しかしその起源的場面に立ち会ったわけではない。というより知るよしもない。すでに自己があるものと想定した上で、触発したのである。

人は皆、すでに立ち上がった自己しか知らない。にもかかわらず、自己の起源をいかにして知ることができるのだろうか。それは反復においてである。

意識の流れの切れ目から自己が立ち上がる時、われわれは起源を反復している。ただし原本を知っているわけではない。いわばオリジナルなき反復であり、反復を通して、起源《オリジン》＝原本《オリジナル》を創出している、そのような反復である。

とはいえ、この起源的な自己があとから捏造されたまったくのフィクションというわけではない。他者からの触発は実際にあったはずであり、それはその痕跡をとどめている。そしてわれわれは、人から触れられ、見つめられ、呼びかけられるたびごとに、自己の立ち上げを反復している。

この反復の最も大規模で、最終的なものが、「自律のノモス」からの呼びかけである。そこで自己はノモスの本体とでもいうべきものに遭遇し、それに応答することによって、社会的自己として強固に再編される。こうして小さな「アンチ・ピュシス」、ピュシスへの侵犯であった自己は正統なものとなる。ノモスがそれを社会との系譜的つながりのもとに連れ出すのである。そして大人と子どもは別の存在になる。

社会的な自己の確立は、個人の中に、歴史と歴史以前の区分をもたらす。ミニマムな自己の上に、自律のノモスが重ね書きされ、起源は隠蔽される。それは私が立ち上がる前に他者が到来していたという秘密である。

ノモスに召喚される時

ノモスの呼びかけは瞬間的なもので、通常それと気づかれない。それは時間の深淵で起きる出来事であり、「聞こえる」という体験に落とし込まれる以前に過ぎ去っている。だが、何も感じないというわけではない。それどころか青年は徴候的なものを鋭敏に感じる。漠たる圧迫や焦慮に駆られ、未来の予兆を嗅ぎ取っては不安にとらえられる。

ノモスに対する応答もまた気づかぬままになされる。これもまた主体的に応答するものではない。すでにノモスは到来しており、それは〈受け入れる／受け入れない〉という選択はできない。だが、それを何とか主体化するのが青年期の課題である。

大人でもなければ子どもでもないというこの狭間で、時として、ノモスの呼びかけに取りつかれてしまう青年がいる。その時、ノモスは圧倒的なリアルさをもって迫る。取りつかれたものは思案をめぐらすが、語る言葉がみつからない。あえて語れば奇怪なものとなり、聞き届けられることはない。下手をすると狂人扱いされかねないのである。

ノモスに召喚されてしまった青年は、人は周囲から浮き上り、孤高の高みに登らされる。何か特別な存在になったようであり、恐怖と高揚感の入り混じった戦慄にとらえられる。呼びかけは私だけにやってきた。誰も信じてはくれない。とんでもない秘密を知ってしまったのだが、それが何であるかはよくわからない。

ここからスキゾフレニアの基本心性までほんの一歩である。すなわち「私の知らない他者が、私の知らない私の秘密を握っている」というものである。

ノモスは他者の姿に身をやつし、私の内面を見通してくる。自分の最も内奥にある何かを、それはめがけてやってくる。だがそれが何であるか、私には知るよしもない。相変わらず、敵は正体を現さない。

呼びかけは、私の内側まで貫く。私の中にある私の知らない秘密を名指しているようである。向こうは見透かしているのだが、こちらにはそれが何か、皆目見当がつかない。

私の中の私の知らない秘密とは、すなわち自己の起源である。かつて他者が訪れたことを示す痕跡である。ノモスは圧倒的な力で、この隠蔽されていたはずの内なる外部をえぐり出す。そして、かつて自己を立ち上げた他者と異なり、私のもとを立ち去らない。つねにどこからか私を見張り、そして先回りして語りかけるのをやめないのである。

ノモスの正体

ところで、ノモスには隠れた掟がある。それはノモス自身に触れてはならないということである。これはノモスの中にある掟や規則に違反するということではない。それならば規則に則って処理すればすむことである。

そうではなく、ノモス自体に触れることである。この掟は、かつては「ノモスの起源に触れるな」ということであり、モダンにおいては、「ノモスに根拠がないことをあばいてはいけない」ということである。

ところが、この禁止はなんら実効的なものをもたない。たとえそれを規則として書き込んだとしても、それはノモスの中の一つの規則にすぎないのであり、ノモスそのものではない。


ヨーゼフ・Kは、おそらく誤って法そのものに触れてしまったのだろう。知らぬ間に踏み入れてはならないところに入り込んでしまったのである。というのも、いつまでたっても罪状は明らかにされない。審理も一向に開かれる気配はない。そして逮捕されたにもかかわらず、普段どおりに生活をしてよいと言われている。

Kはたしかに道理に合わぬ扱いを受けている。だが、読みようによっては、法の側も、Kをどう扱ってよいのか、もてあましているようにみえる。逮捕はしてみたものの、どうやって裁いたらよいのか、手をこまねいている。

たとえば弁護士は次のようにいう。「あなたがわしの弁護士としての地位をまちがって判断しているばかりでなく、その他にも誤った態度をとるようになったのは、あなたが被告であるくせにあまりにも好遇されすぎているからなのです。いや、好遇というよりは、いい加減に扱われていると言ったほうがいい、見かけだけだがいい加減に扱われているのです。これにも十分理由はあります。鎖につながれているほうが自由であるよりもいい、ということがよくありますからな」（辻訳）。

最初のうち、Ｋは権力の側の不当を訴えるが、次第に正しい審理を受けたいという気持ちが頭をもたげ、街の中を訪ね歩くようになる。しかしどこへ行ってもはぐらかされるのである。

自称肖像画家のティトレリは、Ｋに三つの解決策を提示する。「ほんとうの無罪」、「みせかけの無罪」、「引き延ばし」である。あとの二つは何ら解決にはならないが、とりあえず時間を稼ぐことには役立ちそうである。

「ほんとうの無罪」とは、訴訟の書類が完全に破棄されることであり、告訴や訴訟が取り消される。さらにはそれにともない無罪宣告までもが取り消される。つまりもはや有罪／無罪という法の基本構造自体が撤廃されることになる。

画家によれば「ほんとうの無罪」は伝説が残っているだけであるという。だがそれしか「ほんとうの」解決はないのである。このことは、Ｋのやったことが善悪以前のものであることを物語っている。しかしこの善でもなければ悪でもないことは、いざ善悪以後に翻訳されれば、なぜかしら「悪」であるとされるのである。

掟の門前

ノモスはなかなかその姿を現さない。しかし『審判』の中には、「掟の門前」という逸話が差し挟まれており、そこには不条理なノモスの正体と思われるものが描かれている。

《掟の門前に一人の門番が立っている。そこに田舎から出てきた男がやってきて、なかへ入れてくれと頼む。しかし門番は「あとでなら入れてやれるかもしれない。しかし今はだめだ」と答える。

門は開かれたままであり、入ろうと思えば入れるようになっている。男がのぞきこもうとすると、門番は「そんなに入りたいのなら、わしの禁止にかまわず入ってみるがいい。しかしわしには力がある。しかもわしは一番下っ端にすぎない。広間から広間へゆくごとに門番が立っており、その力はつぎつぎに大きくなるのだ」という。

男は待つことにした。そして懇願したり贈り物をしたりしたが事態は一向にかわらない。何年もの月日がたち、いよいよ男は死期を迎える。

その時、男は門番にたずねる。「みんな掟を求めているというのに、この長年のあいだ私のほかには誰一人として入れてくれと言ってこなかったのは、いったいどうしたわけなのでしょうか」。すでに臨終が迫っているのをみてとった門番は、男の薄れゆく聴覚にも届くようにと、次のようにどなった。「ここはおまえ以外の人間の入れるところではなかったのだ。なぜなら、この門はただおまえだけのものと決められていたのだ。さあわしも行って、門を閉めるとしよう」。》

ここに描かれているのは、至近距離まで分け入ったときに現れるノモスの姿である。それはまねきつつ拒む、あるいは拒みつつ招く。たしかに強そうな門番が立ちはだかっている。だが入ろうと思えばできなくもなさそうである。門番も「あとからなら入れてやれるかもしれない」と思わせぶりをいう。男もまた、頃合いを見計らって切り上げればよさそうなものを、死ぬまでそこに張り付いている。

門番は何に基づいて入ることを禁止しているのだろうか。その根拠は示されない。ともかく「今はだめだ」というわけである。自分自身の根拠が問われた時、ノモスには答えようがない。やみくもに恫喝するか、ヒステリックに身を捩《よじ》るしかないのである。

系譜の要請

ところで、田舎から出てきた男ならずとも、掟の門がただ一人の男だけのものというのは不可解である。掟（＝ノモス）である以上、それは万人に開かれていなければならない。なにゆえこの男だけのものなのだろうか。そんなことでは掟とはいえないのではないだろうか。

それに対する解答は、すでにここまでの議論の中で与えられている。それはノモスの中に、まだ父が潜んでいるからである。それは系譜的な関係を結ぶことを求めてくる。自己がノモスの主体になるためには、ノモスといったん父子の関係を結ばなくてはならないのである。

ノモスが語り出すということはきわめて例外的なことである。そして語るということは、その存在が割れるということである。それを前にしたときの圧倒的な経験は、神が語り出すことにも比せられる。
カントは、理性がその性を抑えきれず、無条件なもの（＝神）を求めて、条件の系列をその果てまで踏破しようしたとき、躓き、立ちすくむことを示した。そこで立ち会う最高存在（＝神）が独語する場面を次のように描いている。

私たちがあらゆる可能的なもののうちで最高のものとしても表象する存在者が、我は永遠から永遠へと存在し、我が外では、我が意志によってのみ何ものかであるもの以外には何ひとつとして存在しないが、しかしいったい我はどこから来たのか？　といわば独語する情景を、人は想ってみざるをえないが、しかしこの想いを耐えとおすこともできない。ここではすべてのものが私たちの足下で崩れ去り、だから最大の完全性も最小の完全性も、支えを失って、ただ思弁的理性のまえで漂うにすぎず、思弁的理性には、いずれの完全性をもいささかも妨害することなく消滅させることは、なんの労苦をも要しないことである。
（カント『純粋理性批判』A613, B641、原佑訳、平凡社ライブラリー）

神が語るとは、世界原因としての神が、世界に落ち込む瞬間である。これは世界を創造し、開闢するときの逆説であり、封印されていなければならない。というのも、神の創造が歴史の一コマであれば、それはもはや神とも創造とも言えないからである。

身をひそめていたはずの超越者が姿を現し、自分だけに語りかけてくる。この圧倒的な体験にスキゾフレニアは曝され続ける。強大な志向性のベクトルがめがけてやってくるのは、かつて他者が自己の中に、というより自己より先に、書き込んだ痕跡である。超越者は立ち去ろうとせず、私は内側からめくれあがる。こうして、スキゾフレニアは他律を自律へと転換することに躓くのである。

しかし、見方を変えるなら、彼らは父子の系譜的関係を結ぶことをいさぎよしとしなかったということではないだろうか。あくまで単独者たらんとして、その生に殉じたのである。皮肉なことに、一者であることに忠実であらんとして、他律を呼び込んでしまったのである。

彼らはノモスの無根拠さに気づいてしまっている。しかしそれを告発する言葉は、聞き届けられない（＊3）。

＊3　心ある精神科医なら、この疾患を病む人を前にするとき、ある種の居心地の悪さを感じずにはいられない。彼らの存在は、われわれがノモスの恣意性を忘却し、自明性の中に安んじて浸っていることに気づかせる。

そのことを一番痛切に突き付けられるのは、治療者がノモスの位置に立たされる時である。たとえば当人の意思に反して入院をさせなければならないことがある。その際、たとえ医学的な裏付けがあり、法律的に正当な手続きを踏み、そして家族が同意していても、この居心地の悪さを拭いさることはできない。それは単に、私の中の偽善であるとか、軟弱なやさしさといっただけの問題ではない。

彼らが入院を拒む時、私は心底困っている。医学の知も、法律の裏付けも、手続きの正当化には役に立つが、それ以上のものではない。入院させるという行為そのものは、私自身が引き受けざるをえないのである。

こちらが白衣を着ていても、最後は裃を脱いだ人と人のぶつかり合いになる。私は困っている。とはいえ医師としての責任を放棄することもできない。進退がきわまるなかで、なんとか話をつないでいく。はたでみれば、なりふりかまわずといったところだろう。

ところが多くの場合、どこかで患者の方が折れてくれる。こちらに委ねてくれる方向に傾いてくる。それは病気の説明や入院の必要性に納得したというわけではない。患者はノモスの位置にある私の暴虐さの中に、ぶざまな姿を見出す。その時、「仕方がない、従ってやるか」という気持ちがどこかで芽生えるようである。

妄想があるとき、狂気はすでに古い

ノモスには穴が空いている。その向こう側には暴虐な父が潜み、呼びかけてくる。患者はそこに超越的な他者の姿を見て取る。いわゆる妄想的他者である。

こうした構図自体は、通常の場合でも同じである。やはりノモスには穴が空いている。ただし、他者の呼びかけは時間の深淵の中で到来し、それと気づかれることはない。そのかわりに、青年は世俗の他者である大人たちにその姿を重ね、現実的な葛藤に変換していく。

妄想的他者は病理的現象である。だが同時に病理のある種の解決でもある。かつてクレランボー（一八七二―一九三四、フランスの精神科医）は、「妄想があるとき、狂気はすでに古い」と喝破した。妄想には本来表象不可能なものが、病理的な変質をこうむりながらも言語化されている。そしてまた、それを語る自己の重心、主張する自己の棘のようなものが芽生えている。

妄想はまた、時代的にも古い。この病の登場以前から、現象として存在していた。というより、古代より狂気の代表的な形態であった。もちろん、スキゾフレニアの妄想的他者には固有の現れ方がある。だが、妄想はこの病にとって本質的な現象ではない。疾病概念をまとめ上げたクレペリンもブロイラーも、さらにはシュナイダーも、妄想の中にスキゾフレニアの本体をみてはいない。

モダンというものは、それ自身の中に反動的なものを含み、みずからの真理を隠蔽しようとする傾向をもつ。その代表的なものが、自由や自律が本来もつ苛烈さであり、単独者の孤独である。スキゾフレニアの病理は、彼らが時代の尖兵としてそれに立ち会い、そして斃れたことを物語っている。

カタトニア（緊張病）――自由の極北

ノモスの穴にひそむ暴虐な父とは、処刑された王の亡霊である。本来、その系譜は断ち切られたはずである。この系譜の拒否こそが、スキゾフレニアの病理を正しい位置に置く。

モダンの精神を徹底するとき、ノモスの穴は人格的な像を結ばない。そして穴である以上、それは無法地帯であり、そこではノモスが宙吊りにされている。

それは一方では、真空地帯であるがゆえに、背筋の凍るような虚無が支配している。その中にあっては戦慄せずにはおられない、不気味な空虚である。

しかしそれは一転して、圧倒的なリアルさをもつ。ノモスの起源であるがゆえに、力性が充満した場である。言語は凍りつき、奇妙な静けさによって浸される。しかしほんの些細な何かが生じただけで、世界全体が倒壊しそうな緊張に満ちている。

これが現れるのは、スキゾフレニアの極北にあるカタトニア（緊張病）という様態においてである。まったくの真空状態で、無構造な場に立たされる時、自己の一挙手一投足が、起源を設定する暴力的挙措となる。一つの身振りが、無定形な場を分割し、空間を生み出す。そしてその行為は、即、自分に跳ね返ってくる。

切断から自己が立ち上がるのではなく、自己が切断そのものになるのである。それを止めるには、みずからを亡きものにするよりないところまで、病者は追い込まれていく。

ベンヤミンは、カフカの小説の登場人物が、たわいのない身振りにおいても「世界年齢」を背負っているという。つまり、一つの所作がその人類史的な起源へと底が抜けていくのである。たとえば『判決』における父の身振りがそうである。

《主人公ゲオルクは、老いて耄碌《もうろく》していく父から商売を引き継ぎ、一定の成功を収める。そして恋人と結婚するにあたり、ロシアで惨めな思いをしている友人にその旨を報告する手紙をしたため、それを父にみせて意見を聞こうとする。しかし父はゲオルクが自分を騙しているとなじる。そのような友人などいないはずだと言うかと思えば、かつては自分がその友人の代理人を務めていたとも言う。激高して支離滅裂なことを言いたてる父は、最後に「わしは今、お前に溺死するように宣告する！」と叫ぶ。それを聞いたゲオルクは家を飛び出し、橋の欄干にぶら下がり、車の列が通り過ぎるのに合わせて、誰にも水音が聞こえぬよう、河へと身を投じる。》

ここでは、ノモスは暴虐なる父の姿を剥き出しにしているようにみえる。そして系譜をないがしろにしようとしたと息子をなじり、死に追いやるのである。

しかしベンヤミンは起源へと底が抜けていく強度の病理をそこに読み込んでいる。激高した父は、ゲオルクのかけた掛け布団の重みを払いのけるのだが、「それとともに世界の重みを払いのける」のだという。この比喩の底がストンと抜けたところに、スキゾフレニアの病理が電光石火のごとくまたたく。

ゲオルクは、父になじられて自殺したのではない。彼は系譜的なものを骨抜きにする中で、父の形象を借りた起源的なものに出会った。それは彼を崩壊させるものだった。

「溺死せよ」というのは、確かに父からの命令として発せられている。しかし彼は唯々諾々としてそれに従ったというのだろうか。そうではないだろう。系譜をないがしろにするなかで、みずからの行為が起源的なものへと底が抜けていくことになることを、耄碌した父の非難は暴き立てている。ゲオルクのやることは、もはや一切の系譜的なよりどころをもたないのだ。それはたいていの場合、途方もない罪深さとして自己を襲う。

みずからの一挙手一投足が起源的なものとなること、この狂気的なエレメントは、すでにベンジャミン・リベットの実験において示されていた。まったく無動機に行為を始めることが、いかに困難なことであるかを思い起こしてほしい。

純白無垢の画布に尖筆を振るう。無疵《むきず》の空間に亀裂が入る。そして世界が開かれる。こうして筆の一閃は人類史を突き抜け、世界を開闢するその瞬間へと、人を一瞬落とし込む。

自由意志とはかくも苛烈なものなのである。それはあらかじめ設定された舞台の上での自由ではない。ほんのわずかな意志の発動が、舞台そのものを選ぶこと、世界を立ち上げることへと底が抜けていくものである。

カタトニア（緊張病）に陥った人たちは、この起源的狂気に全面的に立ち会ってしまっている。それは、かつて神が一手に引き受けてくれたものであり、そして権威的なものによって整流されてきたものである。神なき時代において、それは自己がなんとかしてさばかなければならないものである。

系譜を拒否した者が立ち会わざるをえない病態を、最も純粋に語った人として、芥川龍之介がいる。ちなみに、スキゾフレニアという病名が呱々《ここ》の声をあげたのは、彼がちょうど二十歳の時である。晩年の彼は、発狂するかさもなくば死か、という二者択一の中に佇立《ちょりつ》しつづけた。

死の直前、イエス・キリストのことを書き継いだノートの中で、彼は近い将来自分を襲う狂気

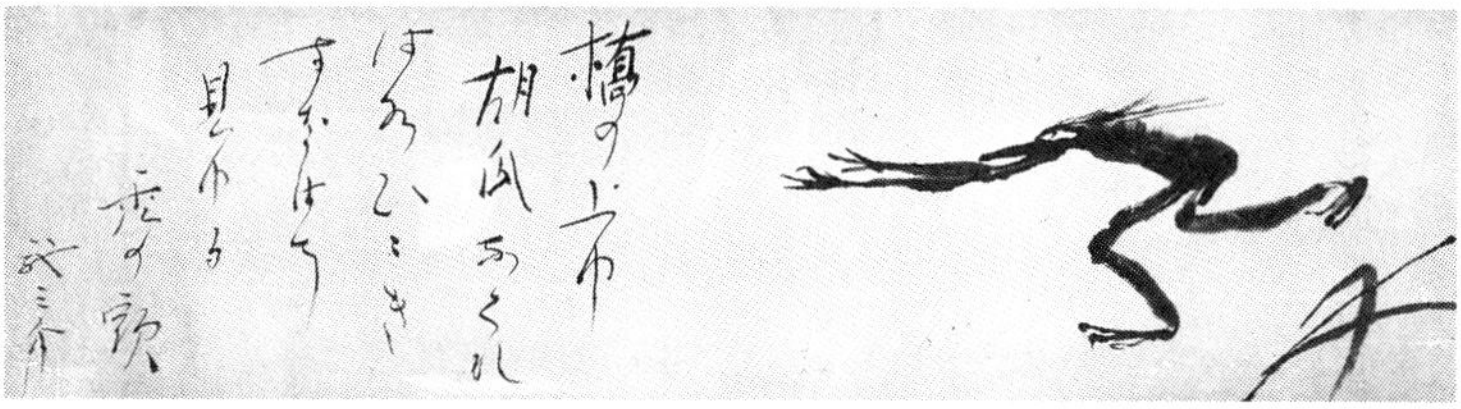

図15　芥川龍之介の画

死の数日前に描かれた「婆娑を逃れる河童」

がどのようなものか、正確に予期していた。

「我々を造ったものは神ではない、神こそ我々の造ったものである」――こう云う唯物主義者グウルモンの言葉は我々の心を喜ばせるであろう。それは我々の腰に垂《た》れた鎖《くさり》を截《き》りはなす言葉である。が、同時に又我々の腰に新らしい鎖を加える言葉である。のみならずこの新らしい鎖も古い鎖より強いかも知れない。神は大きい雲の中から細《こま》かい神経系統の中に下《くだ》り出した。

（芥川龍之介『西方の人』）

象徴的なものであったはずの神は降り下り、リアルなものとして、彼の脳髄の中にまさに飛び散ろうとしていたのである。

第八章

さまよえる自己

「今の世は関節がはずれている」
シェイクスピア『ハムレット』

モダンとはどのような時代だったのか。そのなかで自己は如何にして生み出され、そして生き延びてきたのか。われわれは二つの精神の病を陰画としてそれをみてきた。では自己はどこへ向かおうとしているのか。

ボードレールに象徴されるように、メランコリーは神を殺害し故郷を喪失した一九世紀の時代精神でもあった。それは罪悪感によって縁取られ、近代的な自己が「分離のノモス」によって個体化するための対価のような意義をもっていた。同時にそれは、神の死に対する服喪であったともいえるだろう。

神の死が決定的となり、王の首が落ちたあと、中心に空所が開かれた。しかし人間はすぐに即位することはなかった。そこに何らかの危険を察知したのであろう。

スキゾフレニアは二〇世紀初頭に出現し、またたくまにその世紀を代表する病となった。彼らは「自律のノモス」に召喚され、そこにひそんでいたリアルな次元にとらえられた。近代の幕けから百年たっても、神はまだ完全に退場しておらず、その亡霊がどこからかわれわれをうかがっていたのである。さらに百年後の今、この病は劇的に軽症化した。そして近い将来退場するだろう。

こうしてみると、このモダンの二百年は、天にあったノモスが世俗に落ちてくるまでの期間であったといえるかもしれない。そして今、それは最終局面に来ている。

明るみに出たトラウマ

では二一世紀を映し出す精神病理とは何だろうか。ポストモダンと呼ばれた二〇世紀後半には、さまざまな新しい様態が出現した。たとえば境界例、摂食障害、解離性障害、あるいは発達障害など。これらはそれぞれ重要な意義をもつ。だが最も徴候的な病態を挙げるなら「トラウマ」ではないだろうか。

トラウマ、言い換えれば心的外傷は、長きにわたって否認され続けてきた。われわれの中には、トラウマというものから目をそむけようとする根深い抵抗があるようである。それは単に嫌悪しているということではない。そうした心理的次元ではとらえきれぬ何か禍々しいものを、われわれはそこに嗅ぎ取っている。

精神的なトラウマによって引き起こされる病があることは、すでに一九世紀には知られていた。しかし、第一次世界大戦の帰還兵士が示した壮絶な機能不全（シェル・ショック）を突き付けられてもなお、心的外傷の概念は広がりをみせなかった。アメリカでＰＴＳＤ（**Posttraumatic Stress Disorder** 外傷後ストレス障害）が認められたのは、ようやくベトナム戦争後のことであり、わが国にいたっては、一九九五年の阪神・淡路大震災と地下鉄サリン事件以後、つまりはごく最近のことである。

しかし現在にいたっては、一転して、医療従事者にかぎらず、ＰＴＳＤやトラウマを知らない人はほとんどいないだろう。いまやＰＴＳＤは診察室のひそやかな空間の中にとどまらず、公然と明るい空間で語られるようになった。いささか乱用ではないかと懸念されることさえあり、まるで掌をひるがえしたような有様である。われわれはモダンの最終局面で、何かパンドラの箱のようなものを開けてしまったのかもしれない。

トラウマとは災害、事故、犯罪など、いのちが脅かされる破局的な出来事に遭遇することを指す。被災者は、それに対して戦うことも逃げることもできない状況に陥り、自己が消滅する脅威に晒される。受傷後に起きる代表的な症状が「フラッシュバック」である。

フラッシュバックとは、トラウマとなった出来事のシーンが生々しく蘇ってくる現象である。この想起は、自分でコントロールすることはできない。白昼、不意に襲ってくる。あるいは夢の中に侵入し、恐怖のうちに被災者をたたき起こす。出来事の記憶は細部までありありと映像的に再現され、古ぼけることなく、時間の中に埋もれていかない。そして当の被災者は、奇妙なことに、事件が本当に起こったことなのか確信がもてないことがある。

トラウマと語り

トラウマは自己の中の治外法権の場である。自己はそれをコントロールできない。隙をみては不意に到来し、自己を麻痺させてしまう。普段は陰にひそんでいるが、そうしたときでも決して安心させることはない。いつ噴出するとも知れないフラッシュバックに、自己は脅え続けることになる。

フラッシュバックという現象は、われわれの心にとって、忘れることがいかに重要であるかを示している。忘れるがゆえに、思い出すことが可能となる。この逆説的なメカニズムを担うのが記号であり、言語化することである。言語化により、出来事は現前性を失う。しかしそれとともに反復可能性を獲得し、想起可能なものとなる。こうして出来事は歴史の一コマとなり、自己の中に組み入れられる。

フラッシュバックとは反復ではない。被災者は刻印されたこととの間に間隙を見出すことが出来ず、そこに張り付いてしまっている。記号化して操作することも、語ることもできない。哲学者野家啓一は、その一連の歴史哲学テーゼの中で、「過去の体験は経験を語る物語行為から独立には存在しない」と述べている。裏返せば、物語れない出来事は過去の経験とならない。

それゆえ、トラウマの治療の原則は物語ることである。被災者は、安全な環境のもとで、力量の備わったセラピストに対し、トラウマを言語化し、物語ることにより、自分の歴史の中に組み込む。図式化すれば容易にみえる。だが、これは患者とセラピスト双方にとって、タフな作業である（＊1）。

＊1　映画『ショアー』の冒頭で、監督のランズマンは、四〇万人のユダヤ人が虐殺されたヘウムノ収容所からの生還者であるモルデハイ・ポドフレブニク氏にインタヴューしている。氏は、「ヘウムノではすべてが死にました。でもやはり人間ですから、生きたいと思います。そのため

には忘れなければならないのです。心の中に残ってしまったものを忘れられるというのは、神様のおかげです」と述べた。やはり心が生き延びるためには忘れることが必要なのである。「わざわざそれを話題にしてほしくありません」と言うポドフレブニク氏に対して、ランズマンは素人特有の不用意さなのか、「話をすることはよいことだと思いませんか」とたずねる。それに対しては「よくない。わたしにはよくありませんね」という答えが返ってくる。

ポドフレブニク氏は、自分のトラウマが語りつくせぬものであることを知っている。本当に語り尽くすためには死者にならなければならないのかもしれない。「じゃあ、それでも話すのはどういうわけです？」とさらにたたみかけるランズマンに、「今はそうせざるをえないから話しているんです」と彼はいう。

第一章で示したリベットの実験は、われわれは出来事に先行されるが、後からそれを記号化し、物語ることによって、遅れを取り戻すことをみた。そして自己は最初から出来事の現場に居合わせたかのごとく、経験の主体となるのであった。トラウマはこの仕掛けを突破する。アウシュビッツに対しては、いかなる物語も機能しない。

逆行する病理

自己の中に同化できない傷を抱え込むこと、この治外法権のトポスがトラウマの精神病理である。

ところで、同じような構図が近代的な自己の成り立ちにおいても認められた。われわれは他者に見つめられ、呼びかけられ、覚醒したのである。われわれの中には、他者からやってきた志向性の痕跡が残されている。それは自己に同化することはできない。

しかし、両者の間には決定的な違いがある。われわれの中にある他者の痕跡は、超越論的な次元にある。それは一度たりとも現前しなかった。自己が目覚めた時には、それはすでに立ち去っていたのである。これをかりに「超越論的トラウマ」と呼んでおこう。それに対してPTSDのトラウマは、現実に起こった出来事である。

精神の病においては、超越論的トラウマが顕現することがある。メランコリーでは、それは剥奪のトラウマであった。分離個体化した際に受けた傷である。病理が発動する時、それは死せる母の骸《むくろ》を晒す。

スキゾフレニアでは、ノモスはかつて自己を覚醒させた起源のトラウマを志向してくる。それは私の知らない秘密の場であり、自己は内側から転覆させられることになる。このように、精神の病では、本来超越論的次元にあるはずのものが、現実へと降り下ってくるのである。

それに対し、トラウマはこの道筋を逆行する。経験的な次元にあるはずのものが、そのフィールドを突破し、自己の手の届かない治外法権を獲得するのである。実際、受傷した人は、トラウマに対してなかなか現実感を持つことができない。ある種の超越論的な性質を帯びるのである。

この超越論的次元と経験的次元をむすぶ道筋の反転が、現代的な病理の大きな特徴である（＊2）。

＊2　ある若い統合失調症の男性は、幻覚や妄想に苦しんでいたが、それよりもなお、中学生時代に受けたいじめの記憶の方が怖いと話した。それを聞いたベテランの精神科医は、このいじめもまた彼の病的体験、つまりは妄想であると断定したが、その子は事実、ひどいいじめに遭っていたことが確認された。
　また別の統合失調症の青年は、自宅が盗聴されているという強い確信を抱いていた。思いあまってとある業者に調査を依頼したのだが、盗聴の装置は見つからなかった。会社からその旨の報告を受けたあと、妄想はあっさりと消退した。かつてなら、その業者もまた妄想の対象となり、グルになっているとみなされたことだろう。それ以前に、その業者も彼の妄想世界にしか存在しないものだっただろう。

大きな物語の終焉

このような病態の反転には、どんな背景があるのだろうか。

トラウマが頻発するようになった大きな要因としてまず挙げられるのは、物語機能の衰弱である。これはジャン＝フランソワ・リオタール（一九二四―九八、フランスの哲学者）のいう「大きな物語の終焉」によって示された事態である。

「大きな物語」とは、「自由」、「革命」、「精神の生」のような理念を核にした主導的な原理のことである。それはたとえば「プロレタリアートの解放」であるとか「人類の栄光ある未来」のような物語を紡ぎだすものであり、そのために人が殉じることさえできるものであった。

「大きな物語」は第二次世界大戦後のヨーロッパ戦勝国ではいち早く失墜し、ポストモダンといわれる時代に移行する。最後の煌きが一九六八年の五月革命である。敗戦国の日本と西ドイツでは、戦後復興という大きな物語が七〇年代まで生き延びることになる。

トラウマを語ることはタフな作業である。またあのフラッシュバックが突如として襲いかかってくるかもしれない。それゆえ心の安全が十分に確保され、それを聞き届けてくれる能力のある他者が不可欠である。治療者にとっても、傾聴する作業はタフなものである。

だがそれだけでは十分ではない。トラウマを鎮撫するためには、語りだす者とそれを聞き届ける者に加えて、その舞台を支える強い物語が必要である。

治療の場で物語るのは誰なのだろうか。もちろんそれは受傷した者である。しかし自分が語り、それを他人に聞いてもらうということだけで、トラウマは解消するのだろうか。トラウマのもつ自己に対する治外法権、そして超越性が解除されるためには、それは他者によって語られなければならないのではないだろうか。

この他者は、日常的な他者ではない。その場には居合わせない。居合わせないのだが、しばしば眼前の他者に負託される。それゆえ語りに耳を傾けるものは、単なる聞き役ではない。無言のうちに大きな物語を与え返すという、象徴的なポジションに立っている。

大きな物語という舞台の上でトラウマが語られるとき、人は象徴的な他者の前で頭を垂れる。その時彼は、自己の消滅をくぐり抜ける。しかる後に、トラウマを主体化する可能性が開かれることになる。

しかし現在では、「大きな物語」は望むべくもない。それを無言のうちに与える象徴的な他者も姿をくらました。シャーマン的なアウラをもった施療者に出会うのはきわめてまれなことになった。医者の白衣も大した神通力をもたない。

もちろんアウシュビッツのようなものにはどのような物語も歯がたつものではない。しかしかつてなら、それほど外傷的でなかったことも、トラウマの淵源となりうる。そしていまや、あらゆる事象がトラウマ的なポテンシャルをはらむものとしてひしめき合っているのである。

残された罪悪感

なにゆえにトラウマのような、白日の下にあるがごとく明白なものが、かくも長きにわたって認められてこなかったのだろうか。

しばしば指摘されるのが、精神分析の影響である。すでに第四章でみたように、フロイトは学説を立てるにあたって、外傷説を捨て、小児性欲説を採った。罪は父ではなく、子の側にあるとしたのである。

もちろんフロイトはトラウマの病理性を知っていた。初期の臨床研究では、ヒステリーは大人の誘惑に起因するとしていた。小児虐待の存在も、戦争神経症も知っていた。いったん精神分析を創始した後も、トラウマの問題は繰り返し回帰しては彼を揺るがせた。しかし公式の学説として認めることは決してなかったのである。

ＰＴＳＤという名称が確立したのはベトナム戦争後である。多くの米兵がトラウマに苦しんだが、同時に、初めての敗戦は米国自体にとってもトラウマであった。そしてこの頃から精神分析が退潮しはじめる。一九八〇年に出版されたＤＳＭ（米国精神医学会の疾病分類）第三版は、精神分析を精神医学の診断から締め出したが、それとともにＰＴＳＤが正式の診断カテゴリーとして確立された。

しかしトラウマの認知が遅れたのを、精神分析だけに帰せしめてすますわけにはいかない。なぜなら、フロイトの逡巡にみるように、単に学術的な問題にとどまらない、ある種の「選択」がかかわっているからである。隠蔽しようとするのは、フロイトだけにかぎらない。われわれはみな、トラウマから目を背けようとする。

このことを雄弁に物語るのが、生存者罪悪感（survivor's guilt）である。生き残った被災者はしばしば罪悪感にみまわれる。被害に遭ったにもかかわらず、自分が悪かったとするのである。なにゆえに彼らが罪悪感を抱かなければならないのだろうか。こうした不条理は、死んでいった者に対する申し訳なさによってしばしば説明されてきた。だがこれはあまり正鵠を射ていない。なぜなら、単独で受傷した人もまた罪悪感を抱くからである。例えば、性犯罪の被害者がその典型である。

ジュディス・ハーマン（米国の精神科医）はこの罪悪感について、「もう少しうまくやれたのに残念だったと空想してみることは、自分は全く手の打ちようがなかったという完全な孤立無援感に直面するよりもまだましかもしれないのである」と解説している。そして「それは災厄から何らかの有益な教訓を引き出し、力とコントロールとの感覚をいくらかでも取り戻そうとする試みであると解することができるかもしれない」という。

心理主義的なニュアンスを拭い去って読むなら、ここにはまだ近代的自己が生き延びていることが確認できる。被災者はトラウマの主体として、自己を取り戻そうとしているのである。どうしようもなかったのに、「どうにかなったかもしれない」と思うこと、そして「自分が悪かった」とすること、これもまた「強制された選択」である。そして罪悪感とは、「ここに私がいる」という被災者の叫びである。

だが、事態は決して楽観視できない。この罪悪感は執拗にとりつく。トラウマが語られ、経験的な次元に収束しないかぎり、罪悪感は繰り返し到来する。そしてある種の超越論的性格を獲得してしまう。

本来の超越論的次元とは、先験的過去とでもいうべきものである。それは私の知らぬ間に訪れた他者が与えてくれたものである。それをトラウマが乗っ取ってしまう。しかもトラウマは、先験的過去とは異なり、「済んだこと」にはならない。その剝き出しの傷跡は、罪悪感の淵源として自己を浸食し続けるだろう。パウル・ツェラン（一九二〇―七〇、詩人、ドイツ系ユダヤ人）やプリモ・レーヴィ（一九一九―八七、イタリアの化学者）は、アウシュビッツから帰還したのち、一定の社会的成功を収めつつも、最後は自ら命を絶ったのである。

トラウマ被災者の罪悪感は近代的自己の叫びである。しかしトラウマは、モダンの枠組みに収まりきらない現象をもたらす。一つは「罪」ならぬ「恥」の問題であり、もう一つは自己の複数化という問題である。

剝き出しの生

罪悪感のさらに向こう側に、恥がある。いましがた挙げたプリモ・レーヴィを襲ったのは、罪というよりも、むしろ恥だったのかもしれない。生き残ったことについての恥、つまりは生き恥である。これもまた生存者罪悪感のように、死んでいった者に対する思いだけでは説明しつくせない。

哲学者檜垣立哉によると、アウシュビッツからの帰還者を苦しめたのは、本質的に「生き残り」でしかない生であるという。レーヴィの自殺にも、このことが大きく関与している。アガンベンによると、アウシュビッツで本当に恐ろしいことは、殺されることではなく、ひたすら生き続けさせられることであったという。

ただ生き続けるだけの生、ここに示されているのは「剝き出しの生」である。ビオスに対するところのゾーエーである。両者はともに生を意味するが、ビオスは個や集団に特有の生きる形式であり、公共的なものであるのに対し、ゾーエーは「生きているという単なる事実」である。ゾーエーは、アリストテレス以来の西欧政治学的空間において、つねに例外として排除され、私的なものとして囲い込まれてきた。

ただ生き続けること、これはエマニュエル・レヴィナスのいう「イリヤ（il y a）」が示すものでもある。それはただ「ある」ことののっぺりした、耐えがたいほどに退屈な時間とでもいうべきものだろうか。あるいは、はっきり目覚めることもなく、寝入ることもできず、はてしない不眠がだらだらと続くような身の置きどころのない様態である。イリヤにとらえられた者は、のっぺりした無分節の鈍重なわが身をしばしば傷つける。場合によっては命を絶つことにもなる。

アガンベンが「剝き出しの生」の範例として取り上げるのが、「ホモ・サケル」と呼ばれる人たちである。彼らはローマ古法によって、殺害されてもその犯人は罪を問われず、しかも神の生贄としても供されないものとされている。つまり人間界にも、神の世界にも、棲む場所を見出すことがない。

それゆえ「剝き出しの生」とは、法（＝ノモス）から逸脱している。その前では、いかなる法も麻痺する。言い換えれば、世界が安定するためには、「剝き出しの生」は棄却されていなければならない。これはすでにみた「ピュシスとしての女」と等価なものであり、本来あらわになってはならないものである。

トラウマは経験的な次元を突破して、自己の内部に押し入ってくる。恥とは、まさにその秘匿されていなければならないものが、剝き出しになる時の、叫びたくなるような感情である。そこであらわになるのは、スキゾフレニアの場合のような他者が到来した痕跡ではなく、アブジェクトなもの、汚穢にまみれたものである。

神的暴力について

ここでもう一度、超越論的次元と経験的次元をむすぶ道筋の反転を確認しておこう。スキゾフレニアでは、超越論的なものが降り下ってくるのだった。しかしトラウマの場合には、逆に経験的な領野で起こったことが、自己の内部深くに押し入り、治外法権を獲得するのである。

トラウマにおけるような途方もない暴力が起こる時、無力なのは被害者だけではない。支えるべき周りの者も、ともすればどう扱ってよいのか途方に暮れる。少しでも油断すると、穢れたものをみるようなまなざしが割り込んでくる。そして臨床家もまた、あまりの不条理を前にして、おのれの無力を思い知らされる。

そして法もまた無力化される。法が機能しない以上、通常の意味での罪悪感は起こらない。そこにあるのは法の主体ではなく、穢れた身体が剝き出しになっている。惹起されるのは罪ではなく、恥である。罪ならば、容易ではないにしても、すでに自己の回復の試みである。

ベンヤミンの暴力論を参照するなら、生き残りでしかない生に対応するのは「神的暴力」である。神的暴力と対置されるのが神話的暴力であり、後者は法維持的暴力と法措定的暴力の双方を含む。つまり、平時のノモスの様態と、ノモスの起源を合わせた概念である。

神的暴力についてベンヤミンはアフォリズムのようなものしか残していない。代表的なものとしては、次のようなものがある。

神話的暴力が法を措定すれば、神的暴力は法を破壊する。前者が境界を設定すれば、後者は限界を認めない。前者が罪をつくり、あがなわせるなら、後者は罪を取り去る。前者が脅迫的なら、後者は衝撃的で、前者が血の匂いがすれば、後者は血の匂いがなく、しかも致命的である。

（『暴力批判論』野村修訳）

神的暴力に対しては、ノモスはもはや機能しない。それはノモスを設定した起源的暴力さえも根こそぎにする。

トラウマもまた法を麻痺させ、法を破壊する。法が麻痺している以上、もはや贖いようがない。引き受けようもないものを引き受けようにも、法と主体という構図がもはやなりたたない。それゆえ罪は取り去られるのだが、許しが与えられることはもはやないのである。

自己は一つでなければならぬのか？

自己というものは、出来事に先行されつつ、その遅れを逆手に取り、物語ることによって、出来事の主体となるのだった。

物語の機能が衰弱すると、出来事があまねくトラウマ性を帯びる。起こったことを経験に落とし込むこと、そして一貫性を紡ぎだしていくことが困難な課題となる。

このような状況で、自己は同一性を保つことができるのだろうか。生き抜くためには、あえて分割をせざるをえないことも起こりうるだろう。いわゆる「解離」という様態である。トラウマをこうむったとき、自己はその治外法権の場を別の人格に抱え込ませることがある。いわゆる交代人格である。身代わりであり、犠牲者としてのもう一人の私である。それは悲惨な現実を一手に担っている。かつて多重人格は、精神科医が一生に一度会うか会わないかというほど稀なものであったが、今やそれほど珍しいものではなくなった。

また人は、トラウマティックな現実に対して、その場に居合わせないというやり方を採ることがある。一過性に健康な人にも起こりうる。たとえばいきなり癌を告知されるなどのショッキングなことにみまわれた時、あるいは逆にあまりの幸運に遭遇した時、あたかも他人事のようで実感がわかないということがあるだろう。こうした分割が、過酷な現実に曝されるものにとっては常態となることがある。多くの場合、自分が自分を外から離れて見ているという形をとる。

あるいは、つねに安全が脅かされている者、不確実感にさいなまれている者は、対話するもうひとりの自分を作り出すことがある。大人がもはやあてにならず、そしてノモスが応答してくれないのであれば、こうした想像上の相手に救いを求めざるをえない。つねに寄り添う場合もあれば、困った状況に立ち会うと呼び出されることもある。

このように解離には現実適応的な側面がある。危機に際して自己を分割するのは、むしろ理にかなっている。ただし、臨床で問題となる解離性障害の場合には、こうした自己の分割を自在に操ることはできない。むしろ解離が意のままにならないことに苦しんでいる。

解離にとって大きなくびきとなるのは、自己があらかじめ一つと規定されていることである。というより、これがために解離があえて要請されると言ってよいかもしれない。

「一者であれ」とは、モダンの強い命法である。責任主体として自己は一つでなければ社会は立ちいかない。裁判、取引、契約といったものを考えてみればよいだろう。あの時は別の自己だったとか、あの時本当の自分は居合わせなかったのだということを認めたとたん、システムは麻痺する。

しかし、一である自己に対して、意識は本来もっと自在で融通無碍である。自己を離れて意識の流れの中にもぐりこむこと、このことをわれわれはドナ・ウィリアムスや宮沢賢治についてみた。意識の流れをベースにして、自己は切れ目において立ち上がるものであった。しかしいったん自己が一に収束すると、この派生関係が転倒する。一なる自己の側に、つねに重心が置かれることになる。

精神科医柴山雅俊は宮沢賢治の創造性に、解離への親和性をみている。彼によると、解離は原始の心性や夢体験などの原初の意識と連続的につながっている。その周辺には芸術の創造、宗教体験など人間にとって根底的な意識の広大な領域があるという。かつて意識はもっと柔軟に伸び広がっていたのだろう。

しかし、いったん一なる自己を作り上げたわれわれは、意識の豊かな広がりに身を沈め、神を感じ、ムーサの霊感にうたれることからますます遠ざかっていく。それらを取り戻すためには、あえて解離という手段を使わなければならないことがあるのかもしれない。

ノモスが地に落ちる時

大きな物語の失墜は、とりもなおさずノモスの凋落を意味している。先に提示したように、モダンというものが、ノモスが天から地に降り下るまでの期間であるとすれば、そのあとには、ノモスがその超越性を完全に失った光景が拓かれることになる。これはすでに現実のものとなりつつある。

ノモスには二つの顔があるといった。死せる父と暴虐な父である。前者が合理的で象徴的側面、後者はリアルで苛烈な側面である。この両者が組み合わさることによって、ノモスは機能していた。

ノモスが地に落ちる時、両者を結びつけていた関節が外れる。象徴的なものとリアルなものが乖離してしまうのである。

このことはトラウマの精神病理において端的に示されていた。トラウマの無慈悲な一撃は、法を麻痺させ、根こそぎにする。合理性は無力である。それでもわれわれは正しいとされることを行うよりない。しかしトラウマを鎮撫することには及びもつかない。言えば言うほど、合理性の無力を思い知らされることになる。

リアルなものの裏打ちを失った合理性は、単なる計算機能にすぎない。できることといえば、ひたすらデータを集め、確率を算出することである。選択肢を作ることはできるが、決断はできない。アルゴリズムに従って結論を導くことはできても、自分自身の判断ではない。いわゆるリスク管理というもののほとんどがこうしたものである。

ここで欠けているものが二つある。一つは決断という飛躍である。もしかしたら決断しようとしまいと、人は同じ行動をとるかもしれない。あるいはことさら決断などしない方が、よりリスクを下げることができるかもしれない。実際、そうしたジャンルはたくさんある。

だが、そこには自己がいない。「決断」という特権的な契機が放棄されている。第一章でみたように、自己は流れの切れ目から立ち上がるのである（＊3）。

＊3　「ビュリダンの驢馬《ろば》」という中世の逸話がある。ある頭のよい驢馬が二股の分かれ道のところにきた。すると左右対称の位置に、同じ量の干し草が置かれている。見れば見るほど、そこに行くまでの距離も、干し草の量もまったく同じである。結局、驢馬はどちらの干し草を食べるか決めかねたまま、餓死してしまう。

この驢馬のことを一概に笑えない。たとえば「失恋など麻疹《はしか》にかかるようなもの」という私の言葉に、「え、そうなんですか?」と驚いた青年がいた。彼は多くの女性と付き合いながら、結局、誰にも決められないでいる。彼にとって女性を選ぶのもネクタイを選ぶのも、あまり変わらないようなのである。この話を隣で聞いていた同僚の女性は、「あなた恋愛していないものね」と追い打ちをかけた。この男の場合、決断という飛躍が欠けている。それ以前に、ときめくという触発がないのだろう。

もう一つ欠けているのが、引き受けることである。リベットの実験で考察したように、意志の発動とは、無動機のものではない。何かに対する反応であり、応答である。決断もまた同じであり、何もないところから忽然と立ち上がるものではない。データを分析してその結果をただ適用するのか、状況に応答して決断するのか、同じ与件のもとで同じ行動をとるにしても、両者はまったく異なる（＊4）。

＊4　たとえば日本海海戦において、バルチック艦隊がどの経路をとるのか、どのような戦術で会戦するのかなどについては、秋山真之をはじめとした有能な参謀が入念にお膳立てをしたことだろう。しかし最後に決断する者が必要である。東郷平八郎の下した決定の内容は、上申されたものとさして変わらないかもしれない。しかし東郷は引き受け、そして責任を取るのである。
　原発事故に際しても、海水注入をすべきなのか、ベントを空けるべきなのか、そのような技術的なことについて、官邸がわかるべくもない。できることは専門家の意見を引き受け、その責任を取ることである。官邸にしかできないことがあるとすれば、事故処理にどれくらいの犠牲を覚悟するのかということだろう。

ツールと化したノモス

決断という特権的な契機から遠ざかる一方で、自己はそれとは別のところに棲家を見出す。それは論理を操るエージェントの位置である。この自己は饒舌で雄弁である。実際にはロジックの威を借りているにすぎないのだが、そのことにあまり気づくことはない。ではロジックが立派なものかというと、それほど大層なものではない。

リアルなものから切り離されている以上、ロジックは宙に浮いている。ツールに身を落とした力なき知である。そのようなものの威を借りるというのはどういうことだろうか。

ロジックはその内部において威力を発揮する。それゆえ理屈が通っている間は、それを操る自己は雄弁である。なかなか抗えない。しかしいざ何らかの決断を迫られ、責任を強いられると、雄弁だった自己はとたんに腰砕けになる。

それゆえ宙に浮いたロジックの保証人を作り上げることになる。これもまた単純な方が強力である。たとえば自由、平等、人権、生命、合理性、民主主義など。それらの多くは、かつて理念としての超越性をもっていた。

ここでも超越論的次元と経験的次元の通路で逆流が起こっていることに気づかれるだろう。本来、理念は真理の後見人であり、ロジックを保護するものであった。しかし今や、声高にまくしたてる貧寒な自己によって、下僕のように使いまわされている。

自己はロジックに加えて、理念もまたツールとして操る。しかし武装すればするほど、その言葉は生の現実から遠ざかっていく。ロジックは心に響かない。決断にも無力である。理念からは崇高さが失われ、思考停止概念に陥っている（＊5）。

＊5　こうした形骸化したロジックが弄される光景は、医療現場をはじめとして世に蔓延してい

るが、精神科医佐藤晋爾はギリシア神話のクレオンの中に一つの典型を認めている。

クレオンはエディプス神話において、エディプスの母であり妻であるイオカステの弟として登場する。エディプスに王位簒奪の嫌疑を向けられたクレオンは、「王のような気苦労の多い地位をなぜ望もうか」と反論する。実際、テーバイでは、エディプスとクレオンは実権において対等であった。異なるのは王位の有無だけであり、そんな厄介なものはまっぴらだというのである。

エディプスが盲目となって出奔した後、クレオンはいったん王位につくが、エディプスの息子であるポリュネイケスとエテオクレスの兄弟に譲る。二人は交代でテーバイを治めるが、両者の間に争いが起こり、兄弟は刺し違えて死ぬ。エテオクレスの遺骸は手厚く葬られるが、テーバイを攻めた側のポリュネイケスの亡骸は、法によって埋葬を禁じられ、城外に放置されたままとなる。二人の妹であるアンチゴネーは、その措置に納得せず、ポリュネイケスの遺体に砂をかけてやる。

クレオンは国の法に違反したアンチゴネーに死刑を宣告し、洞窟に幽閉する。アンチゴネーは、クレオンの主張は天の法によるものでもなければ、人の道に基づくものでもないと激しく攻撃するが、クレオンは国の法の定めるところを繰り返す。

一見すると、クレオンは「法は法なり」という厳格な立場を貫いているようにみえる。しかし決定的に欠けているのは、主権者としての決断と責任を取ることである。彼はただ法を法として適用しているに過ぎない。それがアンチゴネーをいらだたせ、絶望の淵に追いやるのである。

法だから仕方がないといっていたはずのクレオンは、アンチゴネーを処刑するとテーバイに災厄がふりかかるという神託を聞くや、裁決をひるがえし、彼女を釈放しようとする。しかしそれを待たずしてアンチゴネーは自害して果てる。クレオンの息子でアンチゴネーの婚約者ハイモンも自刃し、その死を知った母、つまりはクレオンの妻も自ら命を絶ち、一族は絶滅する。

リアルなものの二様態

象徴的なものとリアルなものの箍が外れるとき、形骸化したロジックが、生の現実と相打たぬまま分離される。他方で、その躍動感のない生に、時としてリアルなものが噴出する。

リアルなものは二つの様態をとる。苛烈なものと空虚なもの、いいかえれば暴力的なものと虚無的なものである。

これまでの議論に即してみてみよう。メランコリーでは、リアルなものは「ピュシスとしての母」であり、それは「羨望する母」と「死せる母」という対極的な現れ方をした。スキゾフレニアでは、圧倒的な力性の充満と戦慄するような虚無の中で、自己が壊乱する。

プロテスタントの神もまたリアルなものである。それは象徴的なものを介さない苛烈なものである一方で、まったく不可知のものとして、つねに無に転落しうるものである。

現代において、リアルなものの代表はトラウマである。それは一方で圧倒的な侵襲を与える。その後も人は不意に到来するフラッシュバックによって恐慌に陥れられるが、他方では耐えがたい空虚な生がだらだらと続くことになる。止血しない生々しい傷口と、死体のようにこわばった精神が同居している。

苛烈なリアルを、時として人はみずから招き入れる。たとえば自傷行為。リストカットでは、生々しい傷口や出血をみて、あるいは痛みを感じて、はじめて生きている実感を回復することもある。あるいは暴食において、誰の目も意識せず、獣のようにむさぼる行為によって、自分自身をとりもどす。さらには無機質な暴力、薬物乱用、過剰なダイエット、ピアス、タトゥーなど。ノモスが自己の問いかけに応答せず、現実の生が意味を与え返さない中で、こうしたリアルを絶望的に求める姿をわれわれはしばしば目にするようになった。

他方で、忽然と虚無がその口を開け、人を呑み込む。あとをたたぬ自殺。この絶対的な無を前にして、われわれの知は無力である。威力を失ったノモスは、死への歯止めにならない。むなしく「いのち」であるとか「共感」といった思考停止概念を唱えるよりない。これもまたリアルと象徴的なものの箍のはずれた姿であり、それがさらに人を絶望の淵におもむかせる（＊6）。

＊6　象徴的な権威が衰弱した時、解き放たれたものが二つあった。知と富である。富の問題はここではおいておく。知を解き放った科学革命は一神教の世界観が可能ならしめたものだった。しかしいったん近代科学が成立すると、神は無用のものとなり、棚上げされることになる。後見人の口出しをうけないロジックはつねに暴走する危険を孕んでいる。すでにみたように、代表的なものが原子力と遺伝子である。

いったん蓋を開けてしまった以上、後戻りはできない。しかしそこに現出した事態に対して、ロジックは無力である。今更ながらのように「倫理」が呼び起されるが、いかにも心もとない。せいぜい番人程度のものであり、後見人にはなりえない。

二〇一一年、原子力が暴走する様をわれわれはみた。それは苛烈であり、圧倒的に浸透し、同時に一切を虚無にさらっていく。まさにリアルなものである。

他方で、スキゾフレニアのようなモダンに殉じた病は著しく軽症化した。そして消滅に向かうだろう。だが、彼らこそリアルなものの到来にみまわれたのではなかったのだろうか。なにゆえに消滅に向かうのだろうか。

それはまさに、リアルなものと象徴的なものが相打たないからである。リアルなものが言語を生成し、言語がリアルなものを内包するというダイナミズムは、驚くほど希薄なものとなった。そこにおいては、芥川が正確に予期していた発狂、すなわち神という象徴的なものが神経系にリアルなものとして降り下るというような事態はもはや起こりえないだろう。

幼生化する自己

アレンカ・ジュパンチッチは、権威というもののあり方について、カトリックとプロテスタントを対比しながら興味深い議論を展開している。第五章でみたように、カトリックでは、神と人の間に教会という象徴化機能が差し挟まれていたのに対し、プロテスタントでは、そうした中間項は抜け落ちる。

ジュパンチッチによると、カトリックの権威とは命名するものであるのに対し、プロテスタントでは実務能力があることを示す。言い換えれば、前者では権威はポジションで決まり、後者は能力で決まる。わかりやすく言うなら、父だから尊敬するのと、できる男だから尊敬することの違いである。

一七世紀以降、世界をリードした国であるオランダ、イギリス、アメリカが、ことごとくプロテスタント国であることをみてもわかるように、今後はともかくも、なべて世界は前者から後者へと押し流されている。これはノモスの衰弱と軌を一にした動きである。

カトリックに代表されるかつての権威を特徴づける命名は、ノモスの最もノモスらしいところである。そして象徴的なものとリアルなものの蝶番の機能を果たす。

命名とは力の一撃である。われわれに名が与えられることによって、われわれのもっている属性が何ら変わるわけではない。命名の力は空虚を穿つリアルなものである。実質的なものは何もない。

しかしその空虚を取り巻くように、自己はまとまりをもつ。一つの人格として象徴的な世界に参入するのである。こうしてリアルなものと象徴的なものがリンクする。そして自己が位置づけられるのはその結び目である。

モダンの特徴は、このノモスが陰に身をひそめつつ、自律を要請することにある。命法に従いながらオートノミーを確立するという矛盾をさばくよう求められる。青年期に大きな壁として立ちはだかった課題である。ここで発動するのが、「強制された選択」であった。従わざるをえなかったのだが、みずから選択したのだとすることである。

こうした「象徴的負債」とでもいうべきものを支払ったうえで、自己は社会という舞台に出で立つ。そしてその上での「自由」を獲得するのである。

このモダンのノモスがいよいよ衰弱するとき、人は幼生化の道をたどる。青年期は、かつての近代的主体という大人から、遡及的に要請されたライフステージであった。大人というものが退場するとき、本来の意味での青年期もまた消失する。だがいったん創発されたものは、形を変えて残り続ける。それどころか、人生の中心に鎮座するようになる。大人になるまでが華であり、ビルドゥングス・ロマンが本番となる。第二幕はいつまでたっても開かない。

応答しないノモス

自己もまた、青年期と同様に、単に消え去るのではない。ノモスを主体化することによって創発されたものである自己が、そのプロセス抜きに与えられる。錯覚かもしれないが、しかしその錯覚は、すでに現実を構成するものとなっている。象徴的負債を払わないオートノミーである。

こうなると、かつての大人からみれば勘違いも甚だしいと思われていたことが、現実のものとなってくる。かりに社会を舞台にたとえるなら、たとえば、舞台は選べると思っている。あるいは、好きな時に舞台から降りてよいと考えている。それ以前に、いつまでも舞台に上がらなくてよいとしている者もいる。さらには、そもそも舞台などなく、すべては自己の延長線上にあると思い込んでいる者がいるかもしれない。

いかにも調子のよさそうな話である。象徴的負債、つまりは入場料を支払わずに、社会の中にあるアイテムを自分の都合に合わせて利用する。言語、法律、論理といったノモスの系は、自分が使いまわすためのツールにすぎない。入門、私淑、帰依などのややこしい手続き抜きで情報にアクセスし、取捨選択して、つまみ食いする。そして自律していると錯覚できる。

なぜ彼らは負債を払おうとしないのか。もしかしたら、払おうにも払いようがないのかもしれない。というのも、ノモスが応答しないのである。

かつてのように、社会に参入するにあたって、父－子の系譜的関係を強制されることは希薄になった。気楽と言えば気楽である。しかしそれによって失われたものがある。

ノモスと遭遇し、その命法を主体化する時、われわれになにが与え返されるのだろうか。その一端はすでにみてきた。第六章の議論を思い起こしてほしい。乳児が離乳によって乳房から引き剝がされるとき、乳房は欠如を穿たれたものとして見出される。そして子どもは剝奪のトラウマをこうむることになる。

それにもかかわらず、分離のノモスはその対象の傷の責めを負うように子どもに迫る。「お前が壊したのだろう」と。これは強制された選択であり、従うよりない。この理不尽な責めを負うことが、自己であるための条件であった。

だがそこにひそかな見返りがあった。それは「悪いようにはしない」ということだった。そしてこの「悪いようにしない」は、ノモス全般について該当する。

ヘブライズム由来の思想は、ノモスあるいは父のもつこうした側面に鈍感である。死せる父（理性的な父）、暴虐な父、嫉妬深い父、あるいは間抜けな父は頻繁に出てくるが、寛容で庇護的な父についてはきわめて疎である。

「悪いようにはしない」をパラフレーズすれば、「あとは私が引き取る」ということである。それはまた、ノモスにいったん委ねた以上は裏切らないということである。

もちろん、これは空手形である。何ら裏付けのあることではない。実際、ノモスを受け入れたからといって、その人が災いを免れ、幸せになるという保証はどこにもない。しかし、「なんとかなる」、「うまくいく」という根拠のない安心感や希望という、他に代えがたいものが与え返される。

これが今の世から姿をくらましたものである。たとえなんとかなり、うまくいっても、それはあくまで結果でしかない。たまたまなんとかなったに過ぎない。うまくいったからうまくいっただけである。どこまでいっても安心することがない。

根拠の喪失

象徴的なものとリアルなものの箍がはずれるとき、その交点に生み出された自己は、そこからさまよい出て、どこに向かうのだろうか。

本来、自己は創発によるプロダクツに過ぎない。しかしそれがアプリオリ性を獲得してしまったのである。

近代科学がその生みの親である神を棚上げしたように、近代的な自己もまた、それを生み出した超越論的なものたちを、そのアプリオリ化の果てに抹消してしまったのかもしれない。たとえば自由とは、かつては崇高な理念であり、自己はそれを仰ぎ見て、そこから照り返されるものだった。それを獲得するために命を落とすこともありえただろう。しかしいまや自由は崇高な目標などではなく、当然の権利として要求されるものになり下がった。

またかつて自由は、触れれば火傷を負うようなものであり、狂気と踵を接する危険なものだった。それは人を自然の連関から断ち切るとともに、孤高の高みに押し上げた。そこから自己が開闢のモメントそのものとなるカタトニアの戦慄まではごくわずかである。しかし今や、自由に倦むことはあっても、そこに狂気的なものを感じ取るのはほとんど不可能なことである。

もはや超越論的なものは絶滅したのだろうか。少なくとも、それらがわれわれを見透かし、そしてわれわれの脳髄の中に降り下ってくる恐怖は過ぎ去った。降りつくし、下りきってしまったのである。こうして一切のものが経験的・実証主義的・現場主義的・対症療法的となり、その中で、自己だけが自明の前提となっている。

しかしアプリオリとなることと、根拠を失うことは、表裏一体の関係である。アプリオリ化の、そして自明化の行程のはてに、その根を断ち切られた自己が消滅することは十分考えうる。

実際、近年の臨床の現場では、他者からの志向性に対するレセプターの機能不全を示す個体が急激に増え、そして臨床場面の前景に立つようになった。

いわゆる自閉症や発達障害といわれる事例である。われわれのミニマムな自己は、触れられ、みつめられ、呼びかけられることに触発されて立ち上がる。それに対して、彼らはこうした志向性になかなか反応を示さない。そして彼らこそまさに、生と相打つことのないロジックを操りつつ、統御されないリアルなものの侵襲によって囲繞《いじょう》されているのである。

前者はすでに活動を終えたノモス、力の淵源から切り離されたノモスであり、後者は物語として主体化できないままに立ち去らないトラウマである。本来自己は、この両者の相打つ局面で立ち上がるはずのものだった。

こうして彼らは特有の生きづらさと、自己の形成不全を示す。だが、彼らが例外というわけはない。この象徴的なものとリアルなものの箍のはずれた布置は、いわゆる定型発達と呼ばれる通常の場合もまったく同じである。そして共振しない二つの次元の狭間で、歴史は停止し、自己はさまよっているのである。

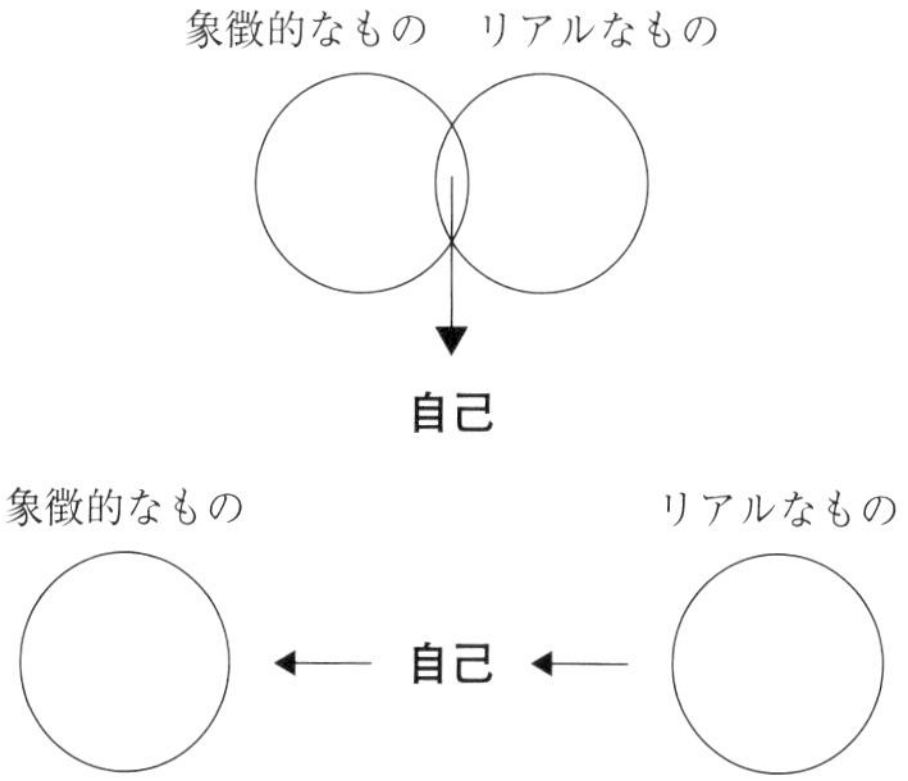

自己とはリアルなものの触発によって生み出されるものであるが、同時にその触発されたプロセスを象徴的なものによって主体化することにより生成するものであった（図上）。しかし自己がアプリオリ性を獲得することと並行して、その生成の現場であるリアルなものと象徴的なものの交差の箍が外れ、自己はおのれの起源を見失うことになる。自己は象徴的なものを道具として使いまわす一方で、つねにリアルなものに脅かされている（図下）。

図 16　さまよい出た自己

歴史の終わりを生き延びる

もし自己が生き延びるに値するとするならば、このアプリオリ化した自己を、消滅の手前でとらえ、再び経験の回路へと組み込まなければならないだろう。

このことは不可能なことではない。アプリオリとアポステリオリの間には、決定的な断絶があるわけではないからである。両者は本来循環的な回路が開かれている。たとえばその典型は、われわれの言語に見て取ることができる。

言語は実際に使われることによって機能する。そして使用されているという事実が、われわれの経験を構造化するものとなり、アプリオリ性を獲得する。同時にそれは使用の現場という経験的なものによって、つねに洗われている。

言語には文法という法則、つまりはアプリオリがある。だがその法則は、言語自身によって書かれる。われわれを強力に規定する遺伝子もまた似たような構造をもつ。DNAは四つの塩基の組み合わせによって構成されるが、この同一の言語によってプログラムとデータの双方が書き込まれている。

自己がアプリオリ性の中で見失われるという危機をベースに思想形成をした哲学者として、フッサールとウィトゲンシュタインが挙げられる。

フッサールが自己の志向性に気づいたのは『論理学研究』の頃であり、すでに中年期を迎えていた。彼はそこで「ノエシス－ノエマ」という構図を取り出すことに成功する。だがこれはどこまでいっても自己から対象に向かうベクトルでしかない。後には「受動的生成」という、ものごとの方から勝手にまとまっていく性質を発見した。しかし他者から自分に到来する志向性には最後まで気づいていなかったのではないだろうか。ましてやそれが自己を立ち上げるものとは思ってもみなかっただろう。

その彼が、晩年に到達した境地を示すものとして「生活世界」という概念がある。そこに彼は認識の生きた源泉をかろうじて発見した。

ウィトゲンシュタインの場合はもう少し事情は複雑である。初期には、人間は言語によって徹底的に住まわれていることを見出し、中期には言語がみずから語ることを発見し、最後に至って、言語は使用場面にその源泉があることを「言語ゲーム」を通して見出した。次の一節は彼のたどりついた境位の一つを示すものだろう。

> 我々は全く摩擦のない、つるつるした氷の上にさ迷い出たのである。そこでは諸条件が或る意味では理想的なのだが、まさにそのために我々は先へ進むことができない。我々は先へ進みたい。そのためには摩擦が必要である。ざらざらした大地に戻れ！
>
> （「哲学探究」黒田亘訳）

箍がはずれたとはいえ、象徴的なものとリアルなものの交差がなくなったというわけではない。

ノモスはつねに作動している。衰弱したのは、ひとまずは社会化という最後の体制化のところである。

もちろん、それはきわめて重大な帰結をもたらす。個の起源を創出するとともに隠蔽し、主体として編入する留め金がとんだのである。もはや歴史的な事件とさえもいうことはできない。なぜならそこから導かれるのは「歴史の終わり」だからである。個においても、種においても、それは決定的な局面にきている。

もっとも、ピュシスの壊乱した人間は、ノモスによって上書きされるよりない。離乳という生物学的現象が分離のノモスによって重ね書きされていたように。両者の交差自体がなくなるというわけではない。

ただ、地に落ちたノモスは、はたして自己を切り出すものとして機能するだろうか。もはや相当に心もとない。そうだとすれば、この交差する地点には新たに何が見出されるのだろうか。

思えば、生＝法というピュシスの調和に不均衡が差し挟まれ、それが幾重にもわたる創発のプロセスを経て、自己というものにたどりついた。この取り残された天蓋の下に、いまや、幾条もの新たな生成のドラマが湧き立ちつつあるのだろう。

それが「自己」と呼べるものであるのか、その答えを知るのはそう遠い先のことではなさそうである。

おわりに

人類史は今、大きな曲がり角に差し掛かっている。これは誇張でもなければ比喩でもない。農耕の始まる頃から緩やかに増え続けた人口は、産業革命を経て、爆発的な増殖期に突入した。しかし今や減速の局面を迎えたのである。世界人口はまだ増え続けてはいるが、速度の微分係数はすでにマイナスに転じた。それどころか少子化が深刻な問題になっている。これは先進国にかぎったことではなく、むしろ多産のイメージのあった新興国においてより急激である。

この変曲点は生態系にいったん適応した種のたどる宿命である。葡萄の搾り汁の中に解き放たれた酵母は、そこに含まれたありあまる糖を分解しながら、勢いよく増殖する。やがて変曲点が訪れ、最後は絶滅するのだが、それには二つのパターンがある。一つは糖を使い果たし、飢え死にする。今一つは、アルコール、つまりは自分たちの排泄物による環境汚染で死滅する。前者は辛口、後者は甘口のワインをあとに残す。どちらも代表的な人類絶滅のストーリーである。

もっとも奇形生物である人類の場合はそれほど単純には予測がつかないだろう。だがそれにしてもこの奇形種がかくも増殖したのはなぜだろうか。それは環境に適応したからではない。これほど適応の拙劣な種もないだろう。そうではなく、環境を自分に合わせて操作することを覚えたことによる。その出発点となるのが、一神教の発明であった。つまりヘブライ的な世界観の中で起きたことである。

ジャック・デリダは晩年の著書『死を与える』の中で、われわれの最深奥にある「欲望というダイモーン的な秘儀」に対して、ギリシア的な体内化と、キリスト教的な抑圧の二つのエコノミーを区別している。本書でこの秘儀にあたるのが「ピュシスとしての母」である。欧州の文化においては、ヘレニズムの上にさらにヘブライズムが重畳する形で、秘儀は二重にロックされた。原母はまず体内化され、さらに抑圧されるのである。この二重構造は近代化した日本でも、基本的に同じである。

別の観方をするなら、女性という謎が廃棄され、縮減した世界において、超越的な例外項を作りだすことにより、一神教は機能していた。その成功の頂点に位置するのが科学革命である。それ以降、自然は対象化され、環境は人間に合わせて書き換えられていくことになる。

だが科学革命は、神が棚上げされ、さらには「死せる父」として支配するという仕掛けそのものが破棄されていく転換点でもあった。同時にそれは、自然という故郷から追い立てられることを意味していた。こうして人間は神と自然という庇護者を二つながら失うことになる。

あらためてモダンを定義するなら、この超越的な例外項が地に完全に降り下るまでの、その狭間に開かれたエポックである。このプロセスの中で生成し、ピボットとなったのが、まさに近代的な意味での「自己」であった。

モダンはまた、天にあったノモスが地に落ちるまでの時期である。その際に降りかかってきた命法が、「分離のノモス」であり、「自律のノモス」であった。前者は原初的対象の剝奪を喪失に書き換え、さらにはそれに対して責めを負うように要請する。後者は、系譜的なつながりを結びつつ「一者であれ」と迫るものであった。こうした理不尽、不条理を、モダンを生きる者はさばかなければならぬのであり、自己はその中で「にもかかわらず」生成したのである。

モダンの終焉とともに、自己は生成の現場から切り離される。そしてアプリオリ化する。もはや「にもかかわらず」という叫びは聞こえてこない。この自己にとって、すでに決定的なことはとうの昔に終わってしまっている。ノモスは力を失い、その存在はただうっとうしいだけのものである。あるいは単に使いまわす道具にすぎない。他方で、リアルなものは消滅したわけではない。むしろそれはいつ不意に襲ってくるともかぎらぬものとして、われわれを取り囲んでいる。

意味と根拠が姿をくらましたのがポストモダンであるとするなら、われわれはそれをどのように生きればよいのだろうか。しばしばそのような問いを受けることがある。しかしそうした問題設定自体が、モダンの幻影を引きずってはいないだろうか。

現実にわれわれが立ち会っている無意味・無根拠はもっと根深い。それは「生きる意味などない」であり、そしてまた「他人を殺していけない理由はない」である。こうした世を覆いつつあるニヒリズムに、精神科医としての私ももちろん無縁ではない。それどころか、精神病水準にある人ですら支えてきたという自負が、この社会病理とでもいうべきものを前にたじろいだ。疎外や数奇に対して沸き起こる敬意も肯定も、無意味や無根拠を前にしては無力だったのである。だがそれを回避していては、臨床の営みはたちいかない。

そうこうするうちに、こうしたニヒリズムにはまだ納得しきれていない自分がいることに気づくようになった。私をたじろがせたのは、「生きる意味がないので死ぬ」であり、「他人を殺していけない理由がないから殺す」というものであった。「ので」も「から」も順接である。

確かにもはや「生きる意味などない」のであり、「他人を殺していけない理由はない」のかもしれない。だがこれは出発点であり、ここからが問題なのである。それは順接ではなく、逆接が作動するのかということである。すなわち「にもかかわらず」の精神である。

無意味であるにもかかわらず生きること、そして殺していけない理由はないにもかかわらず殺さないこと、これはもはやモダンの逆接ではない。超越的なノモスが降り下った後に拓かれた、生きる地平からの呼びかけである。これにどのように応答するか、それは人類の「選択」であり、「賭け」である。「にもかかわらず」が姿をくらますならば、「自己」もまた消滅するだろう。

筑摩書房の山野浩一さんから本書のお話をいただいてからすでに五年もの歳月が経過した。歴史の減速に合わせるかのように、私の筆も遅々とした歩みだった。にもかかわらず、粘り強く支え続けて下さった氏に、心から感謝の意をささげたい。

平成二十四年　弥生　うららなる春の陽のなか

参考文献

はじめに

Bergson H: *L'évolution créatrice.* Presses Universitaires de France, Paris, 1998

第一章

深尾憲二朗「自己・意図・意識――ベンジャミン・リベットの実験と理論をめぐって」中村雄二郎・木村敏編『講座 生命』vol.7; 238-268、河合文化教育研究所、二〇〇四年

Heidegger: *Sein und Zeit.*（Sechzehnte Auflage 1986）, Niemeyer, Tübingen, 1927

James W: *The principles of psychology.* Dover Publications, New York, 1890（今田寛訳『心理学』〈上〉〈下〉、岩波文庫、一九九二、九三年）

兼本浩祐『心はどこまで脳なのだろうか』医学書院、二〇一一年

Libet B: *Mind Time—The Temporal Factor in Consciousness.* Harvard University Press, Cambridge and London, 2004（下條信輔訳『マインド・タイム――脳と意識の時間』岩波書店、一九九五年）

Tani J: Autonomy of self at criticality: The perspective from synthetic Neuro-Robotics. Adaptive Behavior 17: 421-443, 2009

第二章

Bergson H: *Matière et mémoire*. Presses Universitaires de France, Paris, 1993
藤家寛子『他の誰かになりたかった――多重人格から目覚めた自閉の少女の手記』花風社、二〇〇四年
永井均『なぜ意識は実在しないのか』（双書 哲学塾）岩波書店、二〇〇七年
大澤真幸『〈自由〉の条件』講談社、二〇〇八年
下條信輔『まなざしの誕生――赤ちゃん学革命』新曜社、二〇〇六年
鳥居修晃「先天盲開眼事例を通して視覚の発生と変換を知る」鳥居修晃他編『心のかたちの探究――異型を通して普遍を知る』東京大学出版会、二〇一一年
鷲田清一『顔の現象学』講談社学術文庫、一九九八年
Williams D: *Nobody, Nowhere*. Transworld Publishers, London, 1992（河野万里子訳『自閉症だったわたしへ』新潮社、一九九三年）
Wittgenstein L: *Tractatus Logico-Philosophicus*. Tr. by Ogden CK, Routledge & Kegan Paul, London, 1921（黒田亘編『ウィトゲンシュタイン・セレクション』平凡社ライブラリー、二〇〇〇年）

第三章

Fink B: *The Lacanian Subject: Between Language and Jouissance*. Princeton University Press, Princeton, New Jersey, 1995
Keller, H: *The story of my life*. Doubleday, Page & Company, New York, 1905（岩橋武夫訳『わたしの生涯』、角川文庫、一九六六年）
Kripke S: *Naming and Necessity*. Blackwell, Oxford, 1980（八木沢敬、野家啓一訳『名指しと必然性―

様相の形而上学と心身問題』産業図書、一九八五年）
茂木健一郎、斎藤環『脳と心——クオリアをめぐる脳科学者と精神科医の対話』双風社、二〇一〇年
森田團『ベンヤミン——媒質の哲学』水声社、二〇一一年
村上靖彦『自閉症の現象学』勁草書房、二〇〇八年
Wittgenstein L: *Tractatus Logico-Philosophicus.* Tr. by Ogden CK, Routledge & Kegan Paul, London, 1921（黒田亘編『ウィトゲンシュタイン・セレクション』平凡社ライブラリー、二〇〇〇年）

第四章

Balmary,M: *L'homme aux Statues*, Grasset et Fasquelle,Paris,1979（岩崎浩訳『彫像の男——フロイトと父の隠された過ち』哲学書房、一九八八年）
Hara K: Le tragique comme l'au-delà de l'Œdipe. Autour de la Trilogie de Coûfontaine. In: *Amour et Savoir:* Études Lacaniennes(Collection UTCP), UTCP, Tokyo, 2011
Kristeva, J: *Pouvoirs de l'horreur.* Seuil, Paris, 1983（枝川昌雄訳『恐怖の権力——アブジェクシオン試論』法政大学出版局、一九八四年）
森田團『ベンヤミン——媒質の哲学』水声社、二〇一一年
大倉精神文化研究所編『神典』神社新報社、二〇〇九年
柵瀬宏平「欲望の悲劇——ジャック・ラカンによる『ハムレット』読解をめぐって」森田團編『歴史哲学の仮晶』未來社、近刊
Zupančič A: *Ethics of the Real.* Verso, 2000（冨樫剛訳『リアルの倫理——カントとラカン』河出書房新社、二〇〇三年）

第五章

Agamben G: *Stato di eccezione*. Bollati Boringhieri, Torino, 2003（上村忠男・中村勝己訳『例外状態』未來社、二〇〇七年）

Foucault, M: *Les mots et les choses—une archéologie des sciences humaines*. Gallimard, Paris, 1966（渡辺一民・佐々木明訳『言葉と物』新潮社、一九七四年）

Foucault M: *Surveiller et punir. Naissance de la prison*, Gallimard, Paris, 1975（田村俶訳『監獄の誕生』新潮社、一九七七年）

蓮實重彦『フーコー・ドゥルーズ・デリダ』朝日出版社、一九七八年

飯田真・中井久夫『天才の精神病理——科学的創造の秘密』中央公論社、一九七二年

伊東俊太郎『十二世紀ルネサンス』講談社学術文庫、二〇〇六年

Keynes JM: *The collected writings of John Maynard Keynes volume X*. The MacMillan Press, London, 1972（『ケインズ全集10　人物評伝』大野忠男訳、東洋経済新報社、一九八〇年）

村上陽一郎『近代科学を超えて』講談社学術文庫、一九八六年

永井均『これがニーチェだ』講談社現代新書、一九九八年

坂部恵『モデルニテ・バロック——現代精神史序説』哲学書房、二〇〇五年

第六章

Abraham N, Torok M: Deuil ou Mélancholie: Introjecter - Incorporer. In: *L'Écorce et le noyau*, Flammarion, Paris, 1978

福本修「メラニー・クライン――児童分析の衝撃」「大航海」51: 115-125, 新書館、二〇〇四年
木村敏『時間と自己』中公新書、一九八二年
Klein M : A contribution to the psychogenesis of manic-depressive state. In : *Love, Guilt and Reparation & Other Works 1921-1945*. A Delta Book, New York, 1977
Kristeva, J: *Soleil noir. dépression et mélancolie*. Gallimard, Paris, 1987（西川直子訳『黒い太陽――抑鬱とメランコリー』せりか書房、一九九四年）
新宮一成『無意識の病理学――クラインとラカン』金剛出版、一九八九年
十川幸司『精神分析への抵抗――ジャック・ラカンの経験と論理』青土社、二〇〇〇年
富永茂樹『トクヴィル――現代へのまなざし』岩波新書、二〇一〇年
内海健『うつ病の心理――失われた悲しみの場に』誠信書房、二〇〇八年

第七章

Derrida, J: Cogito et "Histoire de la folie". In: *L'écriture et la différence*. Seuil, Paris, 1967.
Foucault, M: *Histoire de la folie à l'âge classique*. Gallimard, Paris, 1961（田村俶訳『狂気の歴史――古典主義時代における』新潮社、一九七五年）
柄谷行人『日本近代文学の起源』講談社、一九八〇年
内海健『「分裂病」の消滅――精神病理学を超えて』青土社、二〇〇三年
内海健『パンセ・スキゾフレニック――統合失調症の精神病理学』弘文堂、二〇〇八年

第八章

Agamben G: *Homo sacer. Il potere sovrano e la nuda vita*, Einaudi, Torino, 1995（高桑和巳訳『ホモ・サケル——主権権力と剝き出しの生』以文社、二〇〇三年）
Benjamin W: "Zur Kritik der Gewalt". In: *Gesammelte Schriften II*. Suhrkamp,1977（野村修（編訳）『暴力批判論　他十編』岩波文庫、一九九四年）
Herman JL: *Trauma and Recovery*. Basic Books, New York, 1992（中井久夫訳『心的外傷と回復』〈増補版〉みすず書房、一九九九年）
檜垣立哉『生と権力の哲学』ちくま新書、二〇〇六年
木村敏『時間と自己』中公新書、一九八二年
Lyotard J-F: *La condition postmoderne*. Les éditions de Minuit, Paris, 1979（小林康夫訳『ポストモダンの条件』書肆風の薔薇、一九八六年）
野家啓一『物語の哲学——柳田國男と歴史の発見』岩波書店、一九九六年
野家啓一「ウィトゲンシュタインの衝撃」『岩波講座〈現代思想〉第４巻 言語論的転回』一四三—一八一頁、岩波書店、一九九三年
大澤真幸・東浩紀『自由を考える——９・11以降の現代思想』NHKブックス、二〇〇三年
佐藤晋爾「臨床における責任と応答可能性」「日本病跡学雑誌」83: 37-44, 二〇一二年
柴山雅俊『解離性障害』ちくま新書、二〇〇七年
鈴木國文「社会の脆さと精神病理学——「弱い知」としての精神医学に向けて」「臨床精神病理」32: 207-219, 星和書店、二〇一一年
内海健「トラウマの時間論」木村敏・野家啓一編『空間と時間の病理——臨床哲学の諸相』二三八—二

七〇頁、河合文化教育研究所、二〇一一年
Wittgenstein L: *Philosophical Investigations*. Tr. by Anscombe GEM, Basil Blackwell, Oxford, 1958.（黒田亘編『ウィトゲンシュタイン・セレクション』平凡社ライブラリー、二〇〇〇年）
Zupančič A: *The Shortest Shadow: Nietzsche's Philosophy of the Two*. The MIT Press, Cambridge, Massachusetts, 2003

おわりに

Derrida J: *Donner la mort*. Galilée, Paris, 1999（廣瀬浩司・林好雄訳『死を与える』ちくま学芸文庫、二〇〇四年）

内海健 うつみ・たけし

一九五五年東京都生まれ。東京大学医学部卒業。東大分院神経科で臨床に従事。帝京大学医学部精神神経科教室准教授等を経て、現在、東京藝術大学保健管理センター教授。人間学的精神病理学に基づく透徹したまなざしで臨床に携わりつつ、哲学的な視座から人間精神の時代変遷にも鋭く斬り込んでいる。著書に『「分裂病」の消滅』（青土社）、『精神科臨床とは何か』（星和書店）、『うつ病新時代』（勉誠出版）、『うつ病の心理』（誠信書房）、『パンセ・スキゾフレニック』（弘文堂）、『自閉症スペクトラムの精神病理』（医学書院）、『金閣を焼かなければならぬ』（河出書房新社、第47回大佛次郎賞）ほか。

筑摩選書 0044

さまよえる自己《じこ》 ポストモダンの精神病理《せいしんびょうり》

二〇一二年五月一五日 初版第一刷発行
二〇二一年九月一〇日 初版第二刷発行

著者 内海健《うつみたけし》
発行者 喜入冬子
発行所 株式会社筑摩書房
東京都台東区蔵前二-五-三 郵便番号 一一一-八七五五
電話番号 〇三-五六八七-二六〇一（代表）
装幀者 神田昇和
印刷 製本 中央精版印刷株式会社

 ISBN978-4-480-01544-0 C0310

筑摩選書 0001
武道的思考
内田樹
武道は学ぶ人を深い困惑のうちに叩きこむ。あらゆる術は「謎」をはらむがゆえに生産的なのである。今こそわれわれが武道に参照すべき「よく生きる」ためのヒント。

筑摩選書 0011
現代思想のコミュニケーション的転回
高田明典
現代思想は「四つの転回」でわかる！ 「モノ」から「コミュニケーション」へ、「わたし」から「みんな」へと至った現代思想の達成と使い方を提示する。

筑摩選書 0014
瞬間を生きる哲学
〈今ここ〉に佇む技法
古東哲明
私たちは、いつも先のことばかり考えて生きている。だが、本当に大切なのは、今この瞬間の充溢なのではないだろうか。刹那に存在のかがやきを見出す哲学。

筑摩選書 0019
シック・マザー
心を病んだ母親とその子どもたち
岡田尊司
子どもの心や発達の問題とみなされる事象の背後に、母親の病が隠されていた！ 精神医学の立場から「機能不全に陥った母とその子」の現実を検証、克服の道を探る。

筑摩選書 0037
主体性は教えられるか
岩田健太郎
主体的でないと言われる日本人。それはなぜか。この国の学校教育が主体性を涵養するようにはできていないのではないか。医学教育をケーススタディとして考える。

筑摩選書 0038
救いとは何か
森岡正博
山折哲雄
この時代の生と死について、救いについて、人間の幸福について、信仰をもつ宗教学者と、宗教をもたない哲学者が鋭く言葉を交わした、比類なき思考の記録。